DE

L'ÉTROITESSE DU MÉAT URINAIRE

CHEZ L'HOMME

ET DE SON INFLUENCE PATHOGÉNIQUE

PAR

Jean-Louis MÉDARD

DOCTEUR EN MÉDECINE

Ex-Interne intérimaire des hôpitaux de Montpellier (Concours 1879).

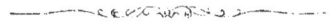

———— ‹‹‹‹⚬››› —.—

MONTPELLIER

TYPOGRAPHIE ET LITHOGRAPHIE BOEHM ET FILS

IMPRIMEURS DE L'ACADÉMIE DES SCIENCES ET LETTRES

DE LA GAZETTE HEBDOMADAIRE DES SCIENCES MÉDICALES : ÉDITEURS DU MONTPELLIER MÉDICAL.

—

1882

DE

L'ÉTROITESSE DU MÉAT URINAIRE

CHEZ L'HOMME

ET DE SON INFLUENCE PATHOGÉNIQUE

DE

L'ÉTROITESSE DU MÉAT URINAIRE

CHEZ L'HOMME

ET DE SON INFLUENCE PATHOGÉNIQUE

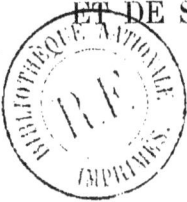

PAR

Jean-Louis MÉDARD

DOCTEUR EN MÉDECINE

Ex-Interne intérimaire des hôpitaux de Montpellier (Concours 1879).

MONTPELLIER

TYPOGRAPHIE ET LITHOGRAPHIE BOEHM ET FILS

IMPRIMEURS DE L'ACADÉMIE DES SCIENCES ET LETTRES

DE LA GAZETTE HEBDOMADAIRE DES SCIENCES MÉDICALES : ÉDITEURS DU MONTPELLIER MÉDICAL..

1882

L'ÉTROITESSE DU MÉAT URINAIRE

CHEZ L'HOMME

ET DE SON INFLUENCE PATHOGÉNIQUE

I.

Les traités de chirurgie, les ouvrages spéciaux sur la pathologie des voies urinaires, ne contiennent rien qui soit relatif au sujet qui nous occupe. Ceux que nous avons consultés (Chopart, Desault, Vidal, Boyer, Nélaton, Erichsen, Holmes, Civiale, Phillips, Thompson, Guyon, Voillemier et Ledentu, Demarquay, Rollet, Brodie, etc.) se bornent à dire que, chez l'enfant, le méat est parfois assez étroit pour rendre la miction lente, laborieuse, impossible même, et que chez l'adulte il faut l'inciser lorsqu'il n'est pas assez large pour laisser passer les grosses bougies dilatatrices ou les instruments destinés à la lithotritie.

Personne n'ignore que Civiale a inventé, pour le débridement du méat, un instrument qui porte son nom, et que Ricord, Véber, etc., ont imaginé ou perfectionné un procédé opératoire pour empêcher la coarctation de l'urèthre après l'incision de cet orifice.

Reliquet, dans son *Traité sur les opérations des voies urinaires*, 1871, consacre quelques lignes à la question, esquisse une ou deux indications, et cite une observation.

Dans un ouvrage qui vient de paraître cette année à New-York,

MM. Kayes et Van Buren donnent deux observations que nous rapportons ici.

En 1878, Spire, élève de Guyon, dans sa Thèse inaugurale sur le *Spasme de l'urèthre symptomatique*, a signalé incidemment l'étroitesse du méat urinaire comme pouvant produire le spasme de la région membraneuse, chez des malades qui furent méatotomisés pour faciliter l'introduction de la sonde et qui virent disparaître leur rétrécissement spasmodique. De même Guibal, dans sa Thèse pour l'Agrégation, 1880, rapporte deux observations d'Otis à ce sujet.

Mais personne ne nous paraît encore avoir envisagé la question dans son ensemble. La science ne possède que des observations isolées (Demarquay, Picard, Verneuil, etc.) et pas une seule monographie. Tous les auteurs se sont accordés jusqu'ici pour dire que cette malformation était très rare ; il n'en ont vu que peu de cas. Aussi leur était-il difficile de tirer des conclusions d'un fait unique lorsqu'ils en observaient un par hasard. Aucun d'eux n'a insisté, ni sur la fréquence relativement grande des méats étroits, ni sur les troubles variés et nombreux dont cette infirmité, souvent inaperçue du reste, peut être la cause, la seule et unique cause.

Et cependant Valette (de Lyon), en 1873, attirait l'attention des élèves qui fréquentaient sa clinique sur les conséquences de l'étroitesse du méat urinaire et sur certaines formes de méats qu'il appelait « méats à rétrécissements ».

Après Valette, qui n'a rien écrit sur ce sujet, nous ne citerons que pour mémoire une communication sommaire faite à la Société des Sciences médicales de Lyon par M. le professeur Poncet ; un article très court de Furneaux-Jordan [1] ; quelques faits publiés par Otis (de New-York) et par Berkeley Hill (de Londres), qui entrevoient déjà la question, qui l'élargissent et soupçonnent la fréquence plus grande de ces cas. Du reste, ces trois noms reviendront souvent dans le cours de ce travail.

Le sujet est donc neuf et par cela même attrayant ; mais nous n'aurions jamais osé l'aborder sans l'appui de notre Maître et ami, M. le professeur

[1] Voir *The Lancet* du 29 janvier, tom. I, pag. 169, 1876.

agrégé Tédenat, dont les conseils, l'expérience et la pratique nous ont permis d'entreprendre cette thèse et de la garnir de faits qui, nous l'espérons, offriront quelque intérêt. Qu'il reçoive ici l'expression de notre plus vive gratitude.

Plusieurs passages de notre thèse ne sont que la reproduction presque textuelle de notes prises aux cliniques et aux cours professés dans le courant de cette année par ce jeune et savant Professeur. Il nous a permis, en outre, de constater pratiquement, à l'hôpital et surtout dans sa clientèle urbaine, l'influence considérable exercée par les méats étroits sur l'ensemble de l'appareil génito-urinaire. Nous verrons en effet des troubles plus ou moins sérieux en découler directement, comme nous pourrons constater des aggravations produites dans le cours de maladies déjà existantes et dues à une autre cause.

En ce moment, où l'attention est particulièrement fixée sur les maladies de l'appareil génito-urinaire, ce travail nous paraît indiqué.

II.

§ 1. — Avant de passer à la description du méat et des formes qu'il affecte le plus souvent, nous croyons nécessaire de dire quelques mots des rapports qui existent entre le diamètre de cet orifice et celui des différentes portions du canal.

Thompson donne les chiffres suivants :

Le col de la vessie ou le commenc. de la port. prostat. mesure de 12 à 15ᵐᵐ
Le milieu de la portion prostatique...................... 17
Le commenc. de la portion membran. ou la fin de port. prostat. 12 à 15
Le milieu de la portion membraneuse...................... 15
La fin de cette portion tout près du bulbe................. 12
La partie bulbeuse de la portion spongieuse du canal........... 17
La portion du canal comprise dans l'intérieur du gland........ 15
Enfin le méat externe [1].............................. 12

[1] « Ces mesures, dit Thompson, bien que désignant la circonférence, ne représentent que la moitié de la largeur réelle du canal, lorsqu'il est moyennement dilaté. » *Traité des maladies des voies urinaires*, pag. 5.

D'après Richet :

SUJET AGÉ DE 35 ANS.

Mensuration faite	*sans extension*	*avec extension*
A l'orifice du méat...............	15ᵐᵐ	presque inextensible.
Au centre du gland..............	22	30ᵐᵐ
Portion moyenne du corps spongieux	13	30
Au cul-de-sac du bulbe..........	21	40
Au collet du bulbe..............	12	25
Au milieu de la portion musculeuse.	13	35
Au commenc. de la région prostat..	25	40
Au centre de la prostate..........	35	45
Au col vésical..................	30	45

SUJET AGÉ DE 30 ANS.

	sans extension	*avec extension*
Au méat......................	14ᵐᵐ	18ᵐᵐ
Au centre du gland..............	18	32
Au milieu de la portion spongieuse..	15	38
Au cul-de-sac du bulbe..........	18	40
Au collet du bulbe..............	11	20
A la portion membraneuse........	12	35
Au commencement de la prostate...	15	38
Au centre de la prostate..........	20	42
Au col vésical..................	26	45

SUJET AGÉ DE 16 ANS.

	sans extension	*avec extension*
Au méat......................	15ᵐᵐ	18ᵐᵐ
Au centre du gland..............	16	25
Au milieu de la portion spongieuse..	12	22
Au cul-de-sac du bulbe..........	18	28
Au collet du bulbe..............	9	18
Au centre de la portion membraneuse	9	28
Au commenc. de la portion prostat..	12	26
Au centre de cette portion........	20	32
Au col vésical..................	30	45

Sir Everard Home, qui a pris les empreintes avec la cire, donne comme mesures, chez deux sujets, l'un de 80 ans, l'autre de 30, des chiffres qui diffèrent sensiblement de ceux de Richet ; si nous ne les rapportons pas, c'est qu'ils ne donnent pas le diamètre du méat ainsi que ceux de Phillips.

Voici enfin les mesures prises, d'après Rollet, sur une moyenne d'individus adultes.

Au méat.	7 à 8^{mm}
Fosse naviculaire	10 à 11
Après la fosse.	9
Milieu de la portion spongieuse	10
Cul-de-sac bulbaire	12
Portion membraneuse.	9
Commencement de prostate	10
Centre de la prostate	15
Col de la vessie	11

Après tout, ce qu'il importe le plus au chirurgien de connaître au point de vue pratique, c'est la dimension relative bien plutôt que la dimension réelle des diverses portions du canal, et les mesures que nous venons de donner ont une valeur plutôt relative qu'absolue.

Il résulte de là que le méat, à l'état normal, est la portion la plus étroite et la moins extensible du canal ; il y a donc, à l'orifice de l'urèthre, un véritable rétrécissement existant normalement. « Supposons, dit Rollet, que l'urine, au moment de la miction, distende le canal au même degré que les injections artificielles qui ont servi de base à mes mesures ; quel devra être le diamètre du jet ? Évidemment la colonne urinaire, qui aura 11 millim. au col, 15 millim. au centre de la prostate, 12 millim. au bulbe, n'en aura que 7 ou 8 au méat. En d'autres termes, les rétrécissements les plus fréquents, c'est-à-dire ceux du cul-de-sac bulbaire (en y ajoutant ceux du dernier tiers de la portion spongieuse), pourront enlever au diamètre du canal 4 à 5 millim., ceux des portions membraneuses et spongieuses 1 à 3 millim., sans que l'urine cesse de couler à plein canal et de former son jet habituel ». Les rétrécissements commençants ne peuvent donc être reconnus, dans un grand nombre de cas, qu'au moyen de l'exploration directe, c'est-à-dire avec le cathétérisme. Que sera-ce lorsque cette étroitesse sera augmentée par une cause ou par une autre ?

En examinant comment se fait la miction chez un sujet dont le méat est rétréci, nous voyons qu'au moment de sa sortie l'urine est arrêtée ; la pression augmente, le canal se distend ; il se forme une tumeur allongée, quelquefois une véritable poche qui ne persiste pas longtemps après la miction, l'urine continuant à s'échapper par la petite ouverture du gland qui ne pouvait suffire à laisser couler tout le liquide passant de la vessie dans l'urèthre. Le coup de piston qui, à l'état normal, expulse les dernières gouttes n'aura aucune influence ; son action va s'épuiser en arrivant à l'extrémité antérieure de l'urèthre ; l'homme urinera en quelque sorte passivement, goutte à goutte, et salira ses effets ; et pour cela, comme nous le verrons tout à l'heure, il n'est pas nécessaire d'une grande étroitesse. L'étroitesse du méat coïncide souvent avec un frein très fort et très court ; si, en même temps, il y a un peu de phimosis et si le prépuce est rejeté en arrière pendant la miction, le jet de l'urine, au lieu d'être dirigé horizontalement, devient vertical.

§ 2. — Passons maintenant à la description de l'orifice uréthral.

On sait très peu de chose au sujet de l'embryogénie du méat urinaire. A deux mois et demi, d'après Meckel, il n'existe pas encore ; le gland est imperforé et caché derrière le prépuce, qui est presque complètement fermé jusqu'au quatrième mois. Sur le point où l'ouverture existera plus tard, on aperçoit une petite tache blanche, et, un peu au-dessous et en arrière, on remarque le commencement de la gouttière uréthrale.

Le méat urinaire revêt le plus souvent l'aspect d'une fente verticale. Les deux lèvres qui limitent cette fente sont planes en dedans, où elles se continuent avec la muqueuse uréthrale ; curvilignes en dehors, où elles se continuent avec la muqueuse du gland. Chez certains individus, elles se trouvent limitées, à droite et à gauche, par un léger sillon qui ne se montre en général que sur leur moitié postérieure et qui s'écarte de la ligne médiane en avant pour s'en rapprocher en arrière. Ce sont les méats ainsi conformés qui ont été comparés par Malgaigne à un fer de lance muni d'une très petite portion de sa hampe, et décrits par cet auteur sous le nom de méats à quatre lèvres.

« On aperçoit, dit Tompson, quelques fibres résistantes possédant une direction transversale et situées à l'extrémité du canal : ces fibres ne possèdent qu'une élasticité peu marquée. Guthrie dit que la structure du méat ressemble beaucoup à celle du bord des paupières, et Hamock la décrit comme formée des fibres musculaires circulaires. »

Cette fente étroite a environ 6 millim. de longueur, et les deux lèvres qui la bordent sont réunies supérieurement et inférieurement par une commissure. A chaque commissure existe un petit repli valvulaire ; l'inférieur, plus marqué que le supérieur, est en rapport avec le frein de la verge, de telle façon que pendant l'érection, le méat est porté légèrement en bas : cette expansion en membrane du frein peut s'élever à une hauteur de 1 à 2 millim. au-dessus du plancher du canal.

On voit très nettement ces replis en écartant l'un de l'autre les bords du méat. — Quant à la moyenne des mesures employées en pratique, il est rare qu'on ne puisse introduire aisément la sonde n° 12, filière française, tandis que le n° 15 pénètre souvent. Le premier diamètre est égal à 7 millim., le second à 8 millim. environ.

Nous n'avons pas l'intention de donner ici un aperçu de toutes les anomalies de forme et de position de l'orifice uréthral. Nous ne parlerons que de l'hypo et de l'épispadias glandaire, ainsi que de quelques particularités que nous avons rencontrées et que nous avons trouvées liées à l'étroitesse du méat.

Celui-ci ressemble parfois à un 8 de chiffre. Cette forme, d'après Jarjavay, est due à ce que les faisceaux directs du gland forment un coude très saillant au moment de leur flexion.

Quelques méats, bien que situés à leur place normale, n'ont pas du tout l'aspect d'une fente, ils sont entr'ouverts ; on dirait un trou, un entonnoir, un museau de tanche ; ils sont en général étroits. Nous avons pu constater cette forme chez un garçon de café et chez deux jeunes gens de notre connaissance : tous trois étaient en même temps porteurs d'une blennorrhagie rebelle, et un d'entre eux avait une chaudepisse à répétition dont il ne pouvait se débarrasser malgré des soins et de l'hygiène[1].

Quelquefois, il existe deux méats : l'urine peut s'échapper par une seule ouverture ou par les deux à la fois.

D'autres fois, on voit devant l'orifice une sorte de diaphragme. Voss[2] cite le cas d'un homme chez lequel, à la place du méat, on trouvait une tumeur brun rougeâtre de la grosseur d'un noyau de cerise ; le cathétérisme était très difficile ; enfin, après avoir fait pénétrer une petite sonde, il retira une membrane qui était repliée en dedans et qui occasionnait la rétention d'urine. L'excision guérit la rétention.

III.

Les rétrécissements du méat sont congénitaux ou acquis ; ceux-ci sont les plus rares, mais aussi les plus difficiles à guérir.

§ 1. — Rétrécissements congénitaux.

Les atrésies congénitales se présentent sous plusieurs formes ; nous adopterons la division de M. Tédenat, dont nous reproduisons pour ainsi dire textuellement les paroles.

1° *Rétrécissements valvulaires*. — Toute la partie du canal creusée dans le gland, en avant de la fosse naviculaire, a son calibre normal. Le rétrécissement est limité à l'orifice même et déterminé par l'hypertrophie de l'un des deux replis valvulaires ou des deux replis à la fois.

La valvule est tantôt mince, formée par la muqueuse seule ; tantôt elle est constituée par la muqueuse doublée d'une lame de tissu spongieux. Dans le premier cas, l'incision se fait parfois à blanc, tout au plus coule-

---

[1] Ces malades, dont nous avons incisé le méat, ont depuis quitté Montpellier pour faire leur service militaire ; voilà pourquoi nous ne donnons pas leur observation complète.

[2] Voss ; *Deutsche Klinik*, 1853, n. 31.

t-il quelques gouttes de sang ; dans le second cas, l'hémorrhagie est un peu plus abondante, mais toujours sans conséquence.

Ordinairement, l'hypertrophie est limitée à la valvule inférieure, dont la hauteur peut atteindre jusqu'à 8 ou 9 millim. L'orifice est alors très étroit. En écartant les lèvres du méat, on donne au repli un degré de tension qui permet de juger de sa hauteur et de son épaisseur. Il se présente alors sous la forme d'un croissant ouvert en haut, et qui paraît formé par l'extrémité supérieure du frein prolongée et élargie.

On complétera les renseignements ainsi obtenus en passant derrière le repli un stylet boutonné, dont l'extrémité recourbée sera glissée en frottant le plancher du canal, et en allant d'arrière en avant, jusqu'à la rencontre de cette espèce de valvule.

Ce repli, dès qu'il atteint une hauteur de 4 ou 5 millim., rétrécit le méat et détermine la formation d'un véritable cul-de-sac dans lequel sont retenus les liquides normaux ou pathologiques, qui à la longue exercent une action irritante sur la muqueuse. La fosse naviculaire est agrandie de tout ce cul-de-sac, et comme en cet endroit les glandes sont très nombreuses et très volumineuses, comme la circulation y est très développée (Rollet), on comprend quelle facilité elles auront à s'enflammer ; on y trouvera presque toujours du pus, que l'urine sera impuissante à faire disparaître en entier. Aussi le méat est rouge, congestionné, en instance habituelle d'inflammation. Richet attribue à cette cause les varices de l'orifice uréthral, l'existence de certains polypes dans la fosse naviculaire.

Dans quatre cas, remarquables par le développement exagéré de la valvule commissurale inférieure, nous avons constaté, avec M. le professeur Tédenat, une hypertrophie énorme de la valvule de Guérin. Il fallait prendre beaucoup de précautions pour faire pénétrer les plus petites bougies, qui ne passaient que sur les parties inféro-latérales. Les malades qui présentaient cette disposition rare et curieuse n'avaient jamais été sondés ; un seul s'était fait des injections. Il est donc probable que la dilatation de la valvule de Guérin était due à un reflux partiel de l'urine, gênée dans sa sortie par l'obstacle valvulaire.

2

La commissure supérieure est rarement le siège d'un développement suffisant pour produire une atrésie notable ; dans un cas, M. Tédenat l'a trouvée longue de 5 millim. Quand son hypertrophie est un peu marquée, on voit souvent, à son point d'insertion, un, deux, trois orifices qu'on dirait produits par une piqûre d'épingle ; ces orifices, profonds de 1/2 à 1 millim., sont les glandes de Tyson un peu dilatées. Fréquemment, chez les vieux blennorrhagiens, on peut en faire sourdre une goutte de muco-pus.

2° *Rétrécissements cylindriques*. — La partie du canal qui fait suite à la fosse naviculaire est régulièrement rétrécie ; elle refuse souvent le passage aux bougies 14-12 de Charrière. Otis a étudié avec soin cette forme d'atrésie. D'après cet auteur et d'après M. Tédenat, elle coïncide avec un gland peu volumineux, conique ; il existe parfois alors un phimosis plus ou moins étroit. Ces rétrécissements cylindriques coïncident assez fréquemment avec les rétrécissements valvulaires.

3° *Rétrécissements hypospadiaques*. — Dans l'hypospadias glandaire, le seul qui nous intéresse, l'orifice de l'urèthre est habituellement rétréci, souvent dissimulé par une disposition valvulaire des téguments amincis. En les ramenant en arrière, on découvre une ouverture petite, arrondie, ou disposée en fente tranversale, qui, « chez certains sujets, admet à peine »la tête d'une épingle » (Bouisson), ou même une soie de sanglier.

Dans trois cas opérés avec succès par M. Tédenat, il existait deux ouvertures : l'une, située à l'extrémité du gland, avait la forme du méat normal et ne communiquait pas avec l'urèthre ; l'autre, très étroite, située au-dessous de la précédente, s'ouvrait dans la fosse naviculaire et donnait passage à l'urine. Un de ces cas fait le sujet d'une de nos observations.

D'autres fois, le fond du cul-de-sac supérieur présente un orifice très étroit qui le fait communiquer avec la fosse naviculaire, où débouche aussi l'ouverture inférieure ; l'urine sort donc par les deux voies à la fois. Marchal de Calvi avait déjà observé dans quelques circonstances le gland percé de deux méats contigus : l'un, très petit, se terminant en cul-de-sac après un trajet de 1 millimètre ; l'autre, moins grand que le méat ordinaire, assez grand cependant et conduisant dans le canal. Ces faits n'avaient pas échappé à Malgaigne. On dirait qu'on voit deux méats et deux urèthres. Dans ce cas, un des orifices était formé par une lacune de 27 millimètres.

4° *Rétrécissements épispadiaques.* — L'épispadias balanique est très rare. Dans le cas de Marchal de Calvi[1], il n'est pas fait mention des dimensions du méat ; dans un cas observé par M. Tédénat en 1875, pendant qu'il était interne du professeur Valette, le n° 23 de Charrière passait sans difficulté et la miction ne laissait rien à désirer.

Dans les autres variétés d'épispadias, l'influence des divers éléments de la malformation prime l'influence de l'étroitesse de l'orifice.

§ 2. — RÉTRÉCISSEMENTS ACQUIS.

Ils sont dus surtout aux ulcérations qui succèdent aux chancres du méat ; et en effet, les chancres simples ou indurés ne sont pas très rares autour de l'orifice de l'urèthre : ainsi, Bassereau cite 14 cas de chancres indurés du méat sur 362 malades, Fournier 32 cas sur 474, et Clerc 33 sur 404 ; Fournier, chez 342 hommes, a vu neuf fois le chancre mou siéger à l'orifice du canal. Ils peuvent n'occuper qu'une seule lèvre ; on en est averti par la saillie que fait cette lèvre à côté de l'autre, qui reste à l'état normal. D'ailleurs, en entr'ouvrant le méat, on a le chancre sous les yeux lorsqu'il est dans le canal, près de l'ouverture.

Le plus souvent, après la cicatrisation des chancres mous, le méat se trouve agrandi comme si on l'avait débridé avec l'instrument tranchant[2]. Quelques-uns sont plus graves au point de vue des coarctations consécutives : ce sont ceux qui font le tour du méat ; la cicatrice rétractile qui remplace les tissus détruits par l'ulcération constitue alors presque toujours un rétrécissement, lequel peut aller jusqu'à l'oblitération presque complète de l'orifice uréthral.

[1] Acad. de Méd., 1843.
[2] Le même effet est produit par les chancres du filet qui vont jusqu'au canal ; mais, dans ce cas, la fente va quelquefois assez loin pour nécessiter une restauration.

Les ulcérations du chancre syphilitique sont souvent très superficielles (forme érosive) et ne laissent alors qu'une pellicule cicatricielle pigmentée, qui constitue une tache indélébile. Cette cicatrice est incapable de produire une coarctation quelconque ; il n'en est plus de même de celles qui succèdent aux ulcérations profondes de quelques chancres syphilitiques et de la plupart de chancrelles. Ici, la cicatrice détermine souvent des rétrécissements serrés, longs ou courts selon la profondeur de l'ulcération.

Citons encore, comme pouvant entraîner un rétrécissement du méat : les localisations de l'herpétisme sur le gland, les opérations nécessitées par certains condylomes développés au pourtour du méat et empiétant sur ses lèvres [1], la circoncision et les divers traumatismes, les cautérisations, les tumeurs athéromateuses siégeant en grand nombre sur le gland [2], et l'inflammation chronique du méat, avec ou sans érosion, qui survient à la suite de certaines blennorrhées. Nous avons pu étudier deux cas de ce genre à Montpellier : le premier chez un militaire du génie qui nous a été présenté par le Dr Martin, le second chez un étudiant en médecine. Au déclin de leur blennorrhagie, ces deux malades ont vu peu à peu leur méat se rétrécir ; le pourtour de l'orifice était rouge vif chez l'un, non enflammé chez l'autre ; chez tous les deux, on voyait une légère desquamation épithéliale pytiriasiforme.

Enfin, M. Tédenat signale « le syphilome primitif avec une ulcération insignifiante, comme donnant quelquefois lieu à des atrésies étroites. Tantôt le nodus syphilomateux épaissit les lèvres du méat, les applique l'une contre l'autre, fait saillie dans la partie antérieure du canal et l'obstrue. Peu à peu, à mesure que la résorption s'accomplit, la voie devient de plus en plus libre et tout obstacle peut disparaître si la *restauratio ad integrum* a lieu. Tantôt la sclérose du syphilome peut provoquer une rétraction considérable des tissus. Le méat, dévié d'un côté ou enfoncé

---

[1] L'excision des condylomes, leur destruction par les caustiques, ne s'accompagnent de rétrécissement du méat que dans les cas où les parties saines ont été intéressées pendant l'opération. Cet accident peut être évité dans tous les cas (Tédenat).

[2] Cas de 23 tumeurs athéromateuses siégeant sur le gland, par W. Busch. (*Journ. hebd. de Médec.* de Saint-Pétersbourg, n. 25, 1879.)

en arrière, présente alors une étroitesse parfois très grande. Souvent même ces deux modes se combinent ou se succèdent . »

IV.

On trouve, en arrière d'un méat étroit, les lésions qu'on rencontre d'ordinaire en arrière des rétrécissements organiques : dilatation du canal, altération de la muqueuse avec infiltration urineuse lente, abcès uréthraux, poches urineuses se terminant par fistules.

L'étroitesse du méat entraîne la blennorrhagie chronique et les dangers qui la suivent : prostatite blennorrhagique abcédée (Rollet, pag. 249), ulcérations du canal à la suite de suppuration des glandes de Cooper, ou de phlegmons péri-uréthraux qui sont surtout fréquents au niveau de la fosse naviculaire et du bulbe. C'est en effet dans ces deux régions élargies que la blennorrhagie s'établit de préférence et persiste le plus longtemps. Il y a aussi dans ces deux endroits, autour du canal, une plus grande quantité de tissu cellulaire à mailles lâches, moins serrées que partout ailleurs; ces deux régions sont aussi les plus riches en follicules glandulaires. Enfin l'étroitesse du méat peut engendrer une folliculite uréthrale : l'injection se retire dans les follicules de Morgagni pour constituer une sorte de blennorrhée glandulaire que Swédiaur regardait bien à tort comme plus facile à guérir que les autres.

En un mot, on trouvera toutes les conséquences d'une miction pénible, difficile, irrégulière et même nulle. Des complications générales pourront partir des reins, qui sont atteints de néphrite par suite de cette miction entravée, et donner lieu à une urémie, soit aiguë, soit chronique.

Les auteurs fournissent du reste assez de documents anatomiques, et nous trouvons dans Thompson, au milieu de l'énumération des pièces qui enrichissent les différents musées de Londres et de Paris :

« Rétrécissement au niveau du méat; fistules immédiatement en arrière du rétrécissement, et resserrement du canal, dans une étendue de 5 centim. en arrière.

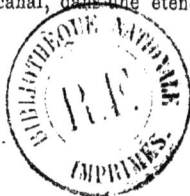

La surface est fasciculée comme une cicatrice. Rétrécissement dans la portion membraneuse (il semble avoir été décrit exactement), avec une fausse route immédiatement en avant de lui. La vessie est contractée, très hypertrophiée ; il existe quelques petites excroissances en forme de polype, insérées sur quelques points de la muqueuse.»

« Rétrécissement de l'urèthre au niveau du méat suivi d'une ulcération étendue et de destruction de la plus grande partie de la muqueuse du canal et d'une hypertrophie considérable de la couche musculeuse de la vessie. On suppose que le rétrécissement a succédé à une plaie de la verge survenue environ deux ans et demi avant la mort. Le malade fut reçu à l'hôpital le 28 juillet 1847, très affaibli ; ses urines s'écoulaient goutte à goutte ; elles étaient alcalines et chargées de mucus et de pus. Il mourut environ un mois après son admission. Les reins étaient très malades et diminués de volume ; il existait au périnée plusieurs abcès communiquant avec l'urèthre. »

« Retrécissement à 1 centim. et demi du méat ; tout le canal en arrière est largement dilaté ; il est aussi ulcéré et présente une apparence déchiquetée et floconneuse. »

« Rétrécissement fort étroit au niveau du méat. Large abcès au niveau de la racine de la verge et à la partie la plus déclive de la cavité abdominale, suite du rétrécissement. »

« Rétrécissement du méat et adhérences du prépuce au méat. Infiltration urineuse et gangrène de la paroi inférieure du canal uréthral. Les adhérences du prépuce se font sur le gland même et sont très intimes. »

Voici en outre le résumé de diverses observations empruntées au même auteur.

« T..., 53 ans : ulcérations syphilitiques ayant détruit, il y a vingt ans, la plus grande partie du pénis. — État à l'hôpital : rétrécissement du méat ainsi qu'à la partie profonde de l'urèthre ; abcès et fistules ; impossibilité de franchir le méat ; par suite, incision au périnée. »

« W. R..., 52 ans : deux fois des chancres sur le gland ; épispadias congénital. Le jet d'urine s'est mis à diminuer après la dernière atteinte ; dernièrement un abcès au périnée. A son entrée à l'hôpital, on constate : étroitesse extrême du méat par suite de la cicatrisation des chancres ; l'urine ne vient que goutte à goutte ; fistule au périnée. »

« S. N..., 31 ans : il y a deux ans, chancres dont un au méat externe, cicatrice au niveau du méat ; la rétraction graduelle a amené de la difficulté à uriner. A l'examen : rétrécissement, abcès périnéal. »

« F. L..., 44 ans : pas de blennorrhagie antérieure. Chancres sur le gland, mais pas au méat. Difficulté pour uriner depuis huit ans. Rétrécissements multiples du méat et de la portion moyenne du pénis. »

« G. F..., 29 ans : une seule blennorrhagie il y a trois ans , négligée et chronique. Le jet d'urine est divisé en deux. Depuis quelque temps, vives douleurs à l'hypogastre et dans les reins ; rétrécissement de l'urèthre peu considérable à 2 centim. et demi du méat. »

Bien que cette dernière observation sorte de notre cadre, elle ne s'en écarte cependant pas trop, et nous avons tenu à la mentionner à cause des douleurs hypogastriques et rénales.

Nous avons essayé, de notre côté, de trouver des documents en faisant l'examen anatomique de quatre malades morts avec méat rétréci. Mais le premier ne présentait rien d'anormal, si ce n'est un développement exagéré de la fosse naviculaire et une coloration gris-bleuâtre de la muqueuse uréthrale à 10 cent. du méat. La prostate, le verumontanum, etc., avaient l'apparence normale. Chez le deuxième, la fosse naviculaire présentait un diverticulum formé par la valvule commissurale inférieure, et dans lequel se trouvait une goutte de pus ; la muqueuse y était ulcérée ; dans le reste du canal, elle était pointillée, rougeâtre par plaques ; la prostate était augmentée de volume ; rien du côté des vésicules séminales, les orifices des glandes de la muqueuse n'étaient pas apparents ; à la vessie, adhérences avec le péritoine, le sujet étant mort de péritonite.

Chez le troisième et chez le quatrième, nous n'avons rien trouvé de remarquable. Mais n'arrive-t-il pas souvent qu'on cherche en vain, après la mort, les traces d'un rétrécissement organique qui existait pendant la vie ? Dans tous les cas, il n'en est pas moins vrai que, dans plusieurs de nos observations, l'atrésie du méat avait entraîné des désordres anatomiques tels que cystites, fistules, etc. (Voir les Observations xiv, xv et suiv.), désordres qui ont disparu après le débridement.

Nous n'aurions pas rapporté tous ces faits, de crainte qu'on ne nous accusât de longueur, si nous n'avions entendu souvent nier l'existence de ces lésions et affirmer l'impossibilité, pour une cause aussi légère, de produire des effets pareils.

V.

§ 1. — L'atrésie du méat urinaire peut présenter les degrés les plus divers: depuis l'imperforation complète jusqu'à l'apparence la plus normale. Certains orifices dont la fente atteint jusqu'à 6 millim., doivent être considérés comme étroits, à cause de l'hypertrophie de la valvule commissurale inférieure, qui gêne le cours de l'urine. D'une manière générale, on peut regarder comme défectueux tout méat dont la membrane commissurale dépasse 3 à 4 millim. Berkeley Hill cite un cas où la sonde n° 20, filière française, pénétrait facilement et où l'on observait des troubles variés qui disparurent dès que l'on eut fait une légère incision. (Voir Observations.)

On aurait tort de proportionner la gravité des désordres génito-urinaires au degré de rétrécissement du méat. Il faut, dans ce cas, tenir compte des susceptibilités individuelles, du genre de vie, de la forme de l'atrésie, de sa nature congénitale, acquise, etc., etc.

§ 2. — Chez le nouveau-né, elle peut-être complète et causer les troubles les plus graves ; elle est alors souvent très difficile à reconnaître, car le méat, dont l'ouverture est obstruée par une sorte de diaphragme, est recouvert et caché par le prépuce. L'observation suivante est instructive à ce sujet.

OBSERVATION I [1].

Convulsions produites par une rétention d'urine chez un enfant nouveau-né. — Imperforation du méat. — Débridement. — Guérison.

« R. R... naît le 15 avril 1860 parfaitement conformé. Depuis sa naissance, il a dormi pendant trente heures. On s'efforce alors de le réveiller pour lui donner de

[1] Dr Rousse (Bagnères-de-Bigorre). Gazette des Hôpitaux, 1860.

l'eau, en attendant le lait de la mère ; mais en vain, tant ses mâchoires sont serrées ; quelques légères convulsions ont encore lieu. La mère de cet enfant, qui en a nourri quatre autres et qui est très intelligente, remarque qu'il n'a pas encore uriné. J'arrive, et je trouve le prépuce imperforé, sans urine entre le gland et lui, et la vessie remplie de ce liquide. Avec une lancette, j'y fais une ouverture assez large, puis j'écarte ses bords au point d'y faire saillir le gland par des pressions assez fortes et assez soutenues : pas de méat urinaire, mais une petite ligne presque lucide, qu'après maints efforts je romps avec une petite sonde aiguë. Tout aussitôt l'enfant urine abondamment, desserre les mâchoires, n'a plus de convulsions, pleure et revient pour ainsi dire à la vie. Ses urines ont été trouvées très albumineuses. »

· L'auteur ajoute : « Mais si cet enfant était mort sans pouvoir uriner, pourquoi n'aurais-je pas trouvé tout l'appareil urinaire et surtout les reins malades ! »

§ 3. — Ordinairement, chez l'enfant dont la peau et les muqueuses sont tendres, l'atrésie du méat urinaire détermine de la rougeur, de la cuisson, des picotements. Cela se comprend sans peine : le canal ne se vide pas ou se vide mal, et l'urine joue le rôle de corps étranger et irritant : ainsi observera-t-on de l'herpès, de l'éczéma par cause mécanique ; il ne sera pas rare non plus de voir des uréthrites subaiguës ou chroniques ; les lèvres du méat tranchent, par leur coloration rouge vif, sur la couleur plus pâle du reste de la muqueuse. Les petits malades sentent, localisées dans le gland, des douleurs tantôt aiguës, tantôt sourdes ; d'autres fois, c'est un sentiment de pesanteur qui s'étend rarement au-delà du gland. L'enfant porte la main à la verge, la frotte, l'étire, et finit souvent par contracter de mauvaises habitudes. Que d'enfants seraient ainsi préservés d'un vice funeste si l'on prenait un peu mieux souci de l'hygiène de l'enfance !

Il survient parfois des troubles réflexes les plus divers : spasmes du col de la vessie, cystites douloureuses, besoins d'uriner fréquents, suivis d'efforts impuissants, démangeaisons ardentes sur le gland ; on voit tout d'un coup l'enfant s'arrêter dans ses jeux, surpris par une brusque douleur rétro ou sus-pubienne. On arrive à croire à l'existence d'une pierre dans la vessie, et l'embarras du médecin est extrême lorsqu'il se produit des hématuries. Il n'est pas alors indifférent de connaître le rôle de l'étroitesse du méat. Nous ne pouvons résister au désir de rapporter l'observation suivante, bien qu'elle soit incomplète et que le traitement n'ait pas été fait pour prouver la nature de la maladie.

OBSERVATION II (personnelle).

Penès, sujet italien, 8 ans, est conduit par sa mère à l'hôpital Saint-Éloi, à la consultation de M. le professeur Courty, août 1879. L'enfant, grand pour son âge, bien constitué, a le teint pâle et terreux. Il gémit sans cesse, délaisse ses jeux, souffre en urinant et pisse du sang en assez grande quantité. M. Courty pratique le cathétérisme séance tenante ; il fut longtemps à trouver une sonde d'argent assez mince pour passer au delà du méat, qui était très étroit même pour un enfant de huit ans ; pas de pierre dans la vessie. Le malade reste à l'hôpital, où on le sonde le lendemain et les jours suivants : pas de pierre, urines toujours mélangées de sang. Le repos, les bains adoucissaient les douleurs du malade, mais ne le guérissaient pas. Il sortit en désespoir de cause. Un mois après, je le rencontrai aux alentours de l'hôpital, où il habitait, et ses souffrances étaient aussi violentes que le premier jour.

Il est bon de savoir que ces accidents s'observent fréquemment dans les hôpitaux destinés à l'enfance. M. Tédenat nous a communiqué plusieurs cas remarquables qu'il a étudiés pendant son internat à Lyon, dans le service de Delore, en 1877. « Il s'agissait, dit-il, de jeunes garçons âgés de 4, 6 et 10 ans, qui, sauf les hématuries d'ailleurs assez rares chez les enfants calculeux, présentaient tous les symptômes du calcul vésical. L'agrandissement du méat remédia rapidement à tous ces accidents, qui avaient résisté aux divers traitements employés jusqu'alors. »

OBSERVATION III (communiquée par M. TÉDENAT).

Atrésie du méat. — Symptômes de calcul. — Débridement. — Guérison.

Un petit garçon, âgé de 4 ans, fut, au mois de janvier 1877, présenté à la consultation de la Charité, à Lyon. Il avait eu, depuis l'âge de deux ans, plusieurs attaques d'herpès balano-préputial, avec douleurs dans la miction. Depuis six mois, il urinait tous les quarts d'heure en pleurant, étirait sa verge. Le méat admettait à peine une tête de petite épingle. Nous l'incisâmes, mon collègue Armand et moi, conseillâmes quelques bains tièdes, et tous ces désordres, qu'aucun traitement n'avait pu calmer, cessèrent rapidement pour ne plus reparaître.

OBSERVATION IV (communiquée par M. Tédenat).

Rétrécissement du méat. — Symptômes du calcul vésical. — Guérison par le débridement.

Un autre enfant, bien portant d'ailleurs, âgé de 6 ans, avait tous les symptômes de la pierre, y compris parfois un peu d'hématurie, tantôt avant, tantôt après, mais plus souvent après la miction, qui était très fréquente et très douloureuse. Ce petit garçon ne jouait jamais avec ses camarades ; souvent, il fléchissait son corps en avant, portait en pleurant les mains sur le bas-ventre, où il accusait de la douleur. Pendant six mois, bains de siège, pommade belladonée, bromure de potassium, etc., furent employés en vain. Le 10 mars 1878, je pratique la section de la valvule commissurale inférieure, qui était très développée et qui réduisait le méat à une ouverture de 1^{mm}. Six jours après, la guérison était complète. En 1881, elle persistait.

Il nous a été donné d'observer au mois de mai 1882, à Montpellier, avec M. Tédenat, un petit garçon de 29 mois que lui adressait le Dr Philippon : tous les symptômes semblaient indiquer la présence d'un calcul ; on explora la vessie, et le résultat de l'examen fut nul. Le méat n'admettait qu'avec difficulté un stylet boutonné : il fut insisé ; les troubles ont cessé. Ce petit malade avait en même temps un phimosis très considérable qui ne fut pas opéré. Voilà pourquoi nous ne rapportons pas son observation tout entière.

On connaissait déjà bon nombre de cas de paraplégie, d'hémiplégie, de contracture musculaire, coïncidant avec des phimosis et guéris par la circoncision ; Furneaux-Jordan, Otis, Barwel, ont publié des faits analogues dus à l'étroitesse du méat. Il ne faut pourtant pas exagérer cette influence, surtout chez les enfants ; le plus souvent, elle s'épuise dans l'appareil urinaire. La plupart des auteurs n'ont signalé l'apparition des accidents qu'à un âge avancé ; pendant l'enfance, on n'avait pas remarqué de troubles appréciables. « Ils surviennent plus tard sous l'influence des progrès de l'âge, de l'éveil de la fonction génitale, d'excès alcooliques, d'affections vénériennes ou même, d'après Furneaux-Jordan, par le seul fait de l'urine rendue irritante par une alimentation trop azotée. »

§ 4. — A la puberté et plus tard, l'influence de l'étroitesse du méat se manifeste d'une façon encore plus sensible ; ce n'est plus l'appareil urinaire seulement qui sera troublé ; on pourra observer des troubles divers dans la fonction génitale.

Comme chez les enfants, on notera l'herpès, l'uréthrite légère ou intense: le méat suinte, est rouge, enflammé, et cela est surtout remarquable après des excès de coït, de table ou de boisson. On voit alors les uréthrites à répétition.

OBSERVATION V. (communiquée par M. TÉDENAT).

Un étudiant en pharmacie de Lyon, d'excellente santé habituelle, par crainte de la vérole, ne pratiquait le coït qu'armé du classique condom. Presque chaque fois, il contractait une uréthrite qui durait une vingtaine de jours. Le Dr Garin lui pratiqua une large incision au méat, et, depuis cette opération, la chaudepisse n'a plus reparu.

Ces uréthrites, qui élisent ainsi domicile dans les urèthres prédisposés par l'étroitesse du méat, se manifestent le matin par l'apparition d'une goutte muco-purulente. On voit aussi de véritables écoulements survenir chez des personnes vierges de tout coït impur[1]; ces irritations éternelles de la fosse naviculaire ou de la région bulbaire expliquent les cas dans lesquels un rétrécissement se produit sans blennorrhagie proprement dite.

On rencontre aussi, dans l'adolescence, les symptômes de la pierre, quoique moins fréquemment que dans l'enfance.

OBSERVATION VI[2].

Étroitesse du méat. — Symptômes de calcul. — Débridement. — Guérison.

S..., 15 ans, entre le 15 octobre 1873 au n° 2 de la salle Saint-Vincent; son grand-père était calculeux.

Il y a cinq ou six mois, sans cause, il a éprouvé de la douleur en urinant, et, depuis, la miction est souvent douloureuse à la fin.

[1] Notons, en passant, l'importance que ceci peut avoir au point de vue médico-légal.
[2] Thèse de Spire, ouvr. cité ; Observation IX, communiquée par le professeur GUYON.

Les nuits sont bonnes, sans douleur. Il souffre pendant le jour, surtout lorsqu'il monte à cheval ou va en voiture, mais chaque cahot ne détermine pas de souffrance.

Jamais d'hématurie.

Le jet s'interrompt tout à coup quelquefois.

Trois jours avant son arrivée à l'hôpital, il ne peut qu'uriner goutte à goutte ; puis l'urine s'arrête tout à coup. On essaye de le sonder, mais sans succès : le canal saigne beaucoup.

Le lendemain, qui était un lundi, il fait des excès de boisson et parvient à uriner un peu.

Mardi. Rétention absolue.

Mercredi matin, jour de son entrée, on constate que la vessie remonte à un travers de doigt au-dessous de l'ombilic.

L'explorateur n° 15 est arrêté vers la portion bulbeuse ; aucune sonde ne passe. Par le toucher rectal, on sent le globe vésical, qui est énorme.

15 octobre. Il urine un peu, surtout dans la position qu'on prend pour aller à la selle.

Les urines laissent déposer un peu de mucus.

La vessie remonte jusqu'à trois travers de doigt au-dessous de l'ombilic. — Lavement et cataplasmes laudanisés.

17. Souffre toujours; même difficulté pour uriner.

18 matin. La vessie dépasse à peine le pubis.

20. Le malade urine assez bien.

22. L'explorateur n° 14 s'arrête à l'entrée de la portion membraneuse ; le n° 12 idem ; le n° 10 ne va pas plus loin. On parvient à passer une bougie collodionnée.

23. Petite bougie collodionnée introduite avec une bougie n° 8, qui passe facilement.

24. Bougie n° 12.

25. Bougie n° 13.

27. Bougies n°s 14 et 15.

28. Le n° 25 donne une sensation de frottement.

31. On fait pénétrer facilement la sonde métallique. Pas d'obstacle sur le trajet. La vessie est petite, contractée ; on ne peut retourner ni manœuvrer la sonde dans la cavité.

3 novembre. On incise le méat, qui gêne l'introduction des bougies.

4. On passe la bougie n° 17.

6. Depuis l'incision du méat, les symptômes de calcul ont disparu. Le malade urine bien et sans douleur.

On refait l'exploration de la vessie avec la sonde d'argent; on ne sent absolument rien.

Le malade sort guéri le 7 novembre.

§ 5. — Les troubles réflexes se rencontrent souvent et sous toutes les formes. Tantôt ce sont des névralgies de la vessie caractérisées par des douleurs dans l'hypogastre et dans le périnée et qui s'irradient de la verge à l'extrémité du gland, tantôt des névralgies du cordon; dans un cas même, il existait des spasmes du crémaster (Tédenat). Nous avons trouvé dans Otis une observation de névralgie testiculaire entretenue par l'étroitesse du méat.

OBSERVATION VII [1].

Il n'y a pas trois mois, un citoyen important de l'Ouest vint me consulter. Il avait été traité d'un rétrécissement profond par dilatation au moyen de bougies et de sondes. Un des résultats directs de ce mode de traitement avait été une inflammation du testicule droit, suivie de suppuration et de la perte totale de cet organe. La continuation du même traitement causait de cruelles douleurs dans l'autre testicule et en faisait craindre aussi la perte.

L'examen prouva *qu'il n'existait pas de rétrécissement profond*. Le seul désordre était une *atrésie du méat* à laquelle on n'avait pas fait attention. Le méat fendu, l'écoulement cessa, aussi bien que la douleur dans le testicule.

§ 6. — Dans cette observation, l'obstacle à la pénétration de la sonde dans la vessie était un rétrécissement spasmodique. Déjà, en 1873, Otis avait publié pour la première fois un fait de spasme uréthral se rattachant à l'existence d'un rétrécissement de la portion antérieure du canal, et qu'il a désigné sous le nom d'*uréthrisme*, par analogie avec le *vaginisme*. Depuis lors, on a publié un certain nombre de cas de ce genre (Furneaux-Jordan, Verneuil, Gosselin, etc.). Les symptômes les plus remarquables de cette inflammation musculo-prostatique sont des douleurs au périnée, au gland, des mictions fréquentes et douloureuses. La sonde à boule trouve une certaine résistance au niveau du collet du bulbe, par suite du spasme

[1] Extrait de l'*Hospital Gazette* du 19 avril 1879, par Otis, de New-York.

de la région membraneuse. Nous rapportons les trois observations suivantes.

OBSERVATION VIII[1].

Spasme de la portion membraneuse du canal de l'urèthre, dans un cas de rétrécissement siégeant à un centimètre du méat. — Insuccès de la dilatation progressive. — Section du rétrécissement. — Cessation immédiate du spasme.

Le 1er février 1878, entra à la Pitié, dans le service de M. Verneuil, un nommé Delefosse, âgé de 56 ans; il souffrait depuis quatre ou cinq jours d'une rétention d'urine presque complète.

Les douleurs étaient très vives ; la vessie, distendue, formait dans l'hypogastre une tumeur globuleuse remontant jusque vers l'ombilic.

Interrogé sur ses antécédents, le malade dit avoir eu, il y a une trentaine d'années, deux blennorrhagies presque coup sur coup; ces affections ne furent pas très violentes et furent traitées uniquement par les balsamiques, sans injections.

Un an environ après sa dernière chaudepisse, il remarqua, mais sans y attacher grande importance, que son jet d'urine devenait plus délié, et qu'en même temps il se bifurquait. A part ces légers troubles, qui ne le gênaient nullement, sa santé resta excellente pendant de longues années ; il se maria et eut huit enfants. Mais insensiblement les choses changèrent : le malade commença à être sérieusement incommodé ; les envies d'uriner devinrent plus fréquentes et les mictions pénibles; l'urine sortait difficilement en pomme d'arrosoir. L'extrémité de la verge était le siège de violents picotements, et, pour évacuer les dernières gouttes d'urine, le malade était obligé d'exercer des pressions d'arrière en avant sur le périnée et la verge.

Depuis quelques semaines, ces phénomènes se sont singulièrement aggravés : les douleurs abdominales et lombaires sont devenues très violentes ; à chaque moment, le malade est tourmenté par le besoin d'uriner, et c'est à peine si, au prix des plus grands efforts, il peut expulser quelques gouttes d'urine.

Cependant la santé générale ne paraît pas sensiblement altérée ; les fonctions digestives sont à peu près normales ; le malade a seulement perdu un peu d'appétit et a maigri dans ces derniers temps.

Dès son entrée à l'hôpital, le malade fut envoyé au bain : il fut un peu soulagé et put uriner aisément dans la soirée.

M. Verneuil le vit à la visite du 2 février. Il constata la rétention d'urine et, trouvant la prostate normale, se mit en devoir d'examiner l'urèthre.

[1] Guibal; Thèse pour l'agrégation, 1880 ; *Du spasme de l'urèthre.* — Observ. de Verneuil.

Le cathétérisme, pratiqué avec une bougie à boule de moyen calibre, permit de constater l'existence d'un premier obstacle à 8 millim. du méat ; l'instrument explorateur put cependant franchir ce détroit ; mais, parvenu à la profondeur de 13 centim., il fut arrêté d'une manière absolue. Les bougies à boule du plus petit calibre ne passèrent pas davantage, par la seule raison que le second obstacle siégeait à 13 centim. du méat, c'est-à-dire au niveau de la portion membraneuse.

M. Verneuil diagnostiqua un spasme. Le premier obstacle, celui qui arrêtait la sonde à 8 millim. du méat, méritait seul le nom de rétrécissement.

Bien plus, ces phénomènes de la lésion organique n'étaient qu'une complication de la lésion organique, engendrés par elle par une sorte d'action réflexe, et destinés à disparaître avec la cause qui les avait produits.

La suite a bien prouvé l'exactitude de ce diagnostic.

Avant toute intervention chirurgicale, M. Verneuil institua la dilatation progressive.

Après bien des difficultés, la bougie filiforme put être introduite jusque dans la vessie ; elle fut maintenue en place pendant quatre jours ; sa présence fut bien supportée par le malade, l'urine s'écoula plus facilement et le soulagement fut assez sensible.

Le 5 février, la sonde fut enlevée, le malade envoyé au bain, et l'urèthre laissé en repos jusqu'au lendemain. La bougie n° 5, après avoir facilement franchi le premier obstacle, fut arrêtée à 13 centim., et le malade accusa une légère douleur ; au bout d'un instant néanmoins, l'instrument pénétra jusque dans la vessie et fut conservé pendant 20 minutes.

La dilatation continua en augmentant progressivement le diamètre de la bougie. Constamment, l'instrument franchissait facilement le premier obstacle, mais ne passait qu'à frottement plus ou moins douloureux la portion membraneuse.

Le 1er mars, la bougie n° 13, qui cependant avait passé la veille, ne put pénétrer jusqu'à la vessie. On sentait nettement que l'extrémité effilée de l'instrument s'engageait dans le canal, qui se resserrait sur elle et la tenait solidement. Cela se passait toujours à 13 centim.

Le lendemain, elle passa avec la plus grande facilité. Il en fut de même le 3 et le 4 mars.

Mais, le 5, cette même bougie ne put franchir la partie membraneuse.

En présence de ces faits, M. Verneuil fit cesser la dilatation et décida de pratiquer la section de l'obstacle antérieur. Le malade fut envoyé au bain et laissé en repos pendant deux jours ; l'opération fut faite le 8 mars.

Le lithotome de Civiale, pour le débridement du méat, fut engagé dans la fosse naviculaire et le rétrécissement fut incisé.

Aussitôt, une bougie (n° 24) fut introduite jusque dans la vessie, sans éprouver aucune résistance, sans provoquer aucune douleur. Il avait donc suffi de détruire l'obstacle antérieur pour voir immédiatement disparaître celui qui arrêtait à 13 centim. les instruments explorateurs les moins volumineux.

Le soir, la même bougie passa très facilement. La température ne dépassa pas 37°,8.

Le 1er avril, le malade sortait. Son canal admettait sans difficulté le n° 49 de Béniqué. Il urinait sans la moindre gêne et à plein canal.

OBSERVATION IX[1].

Étroitesse du méat urinaire. — Spasme de l'urèthre. — Débridement. — Guérison.

J. W..., âgé de 45 ans, vint me trouver en novembre 1874. Il disait avoir eu, vingt ans auparavant, une première gonorrhée, puis plusieurs attaques subséquentes. Cinq ans plus tard, il avait éprouvé des difficultés à émettre l'urine. Le jet devint de plus en plus mince, jusqu'à ce que, à la suite d'une débauche, il éprouva une complète rétention d'urine et fut obligé d'aller chercher des soins à un poste militaire voisin. Après trente-six heures de souffrances, il fut soulagé grâce à l'introduction, par le chirurgien du poste, d'un cathéter très petit et flexible. Il suivit, durant plusieurs mois, un traitement par dilatation.

Par suite de négligence dans son traitement, il avait éprouvé une demi-douzaine d'attaques de rétention l'année précédente.

A la fin, les instruments du plus petit calibre pouvaient seuls être introduits par le chirurgien militaire, qui lui conseilla de se rendre dans une ville de l'Est pour se faire pratiquer une opération radicale. Le malade était habitué à uriner fréquemment, jour et nuit, par jets minces et irréguliers.

De haute taille, le malade a l'air d'un homme vigoureux qui a éprouvé de grandes fatigues.

Devant moi, il a émis l'urine en jets minces, courts, goutte à goutte.

Circonférence du pénis 0,209[2] ; grandeur du méat 0,023 ; la sonde d'acier de 0,023 passait facilement dans l'urèthre jusqu'à *la portion membraneuse, où elle était arrêtée.* On introduisit des bougies de diamètre de plus en plus petit, et la sonde d'acier de 0,012 finit par ne passer dans la vessie qu'après avoir été fortement serrée par la portion membraneuse. Après l'avoir laissée un moment, elle jouait librement. Je la retirai et divisai le méat rétréci et le rétrécissement sur une lon-

[1] Communication lue par M. Otis à la Société de Dermatologie de New-York, 5 février 1876. Thèse de Guibal, Ouvr. cité. Ce chiffre et les suivants ont été pris textuellement dans la thèse de Guibal.

gueur de 0,013 centim. environ à partie du méat. Alors je fis descendre doucement la sonde d'acier de 0,034 jusqu'à la portion membraneuse, et de là *elle descendit de son propre poids jusque dans la vessie.*

La sonde retirée, le malade émit l'urine à plein jet. A partir de ce moment, le malade n'éprouva plus aucune difficulté à uriner, n'urinant que toutes les six et huit heures pendant le jour et pas du tout la nuit, pendant la semaine qui suivit l'opération.

Il repartit alors pour chez lui, dans le Far-West, bien portant en apparence sous tous les rapports.

OBSERVATION X [1].

Étroitesse du méat urinaire. — Rétrécissement spasmodique. — Pas de débridement. — Phlegmon urineux. — Mort.

Poupart, 66 ans, concierge, entre au service de M. Gosselin, à la Charité, le 1er janvier 1868, au n° 8 de la salle Sainte-Vierge.

Embonpoint considérable ; bonne santé habituelle. Blennorrhagie à 26 ans ; depuis dix ans, urinait assez difficilement, cependant il n'avait jamais eu besoin d'être sondé.

Le 25 décembre, sans cause, difficulté plus grande, envies fréquentes ; l'urine s'arrête parfois tout à coup.

Le 31, impossibilité presque complète. Le malade fait appeler un médecin qui le sonde avec une sonde en argent et éprouve une grande difficulté à franchir le méat, qui est très étroit. Le malade urine du sang après ce cathétérisme et a un premier frisson.

Le 1er janvier, jour de son entrée, on constate une tuméfaction prononcée du gland et de la partie antérieure de la verge. La vessie remonte jusqu'à l'ombilic ; l'urine s'écoule en partie par regorgement. Une sonde en gomme n° 10 a peine à franchir le méat, qui est très rétréci et enflammé. Sensation de rugosités dans la partie antérieure de la portion spongieuse ; la sonde est serrée. Elle est arrêtée par un obstacle dans la région membraneuse ; on ne parvient qu'à introduire une bougie n° 8 ; les sondes de ce calibre ne pénètrent pas. Le malade urine un peu mieux, après avoir gardé la bougie pendant une demi-heure. Dans la nuit, il urine souvent, sans vider complètement sa vessie. L'urine est intimement mélangée d'une forte proportion de sang.

Le 2 janvier, M. Gosselin constate à la partie inférieure de la verge, en arrière

[1] Thèse de Spire. Observation x, recueillie dans le service de M. Gosselin, par M. Delens.

du gland, une tuméfaction qui paraît due à la formation d'un phlegmon urineux ; il ne peut franchir avec les bougies l'obstacle de la région membraneuse, mais avec une sonde d'argent de moyen calibre il arrive facilement dans la vessie.

Urine très intimement mélangée au sang.

Une heure après le cathétérisme, nouveau frisson.

Le malade est sondé deux fois par jour, les frissons se répètent les jours suivants.

Le phlegmon urineux fait des progrès.

Le 5 janvier, on retire du méat une eschare.

Le 6, l'état général du malade est très mauvais. Il meurt le 7 janvier, le matin.

AUTOPSIE (très résumée). — L'urèthre, sur sa face dorsale, est rétréci au niveau du méat.

Au niveau de la région membraneuse et en avant de la prostate, le canal est étroit, mais on n'y constate pas de véritable rétrécissement.

OBSERVATION XI (communiquée par M. TÉDENAT).

Spasme de la portion membraneuse. — Cystite. — Atrésie du méat ; pas d'antécédents. — Débridement. — Guérison.

X..., âgé de 29 ans, né et demeurant en Corse ; tempérament lymphatico-sanguin, constitution moyenne. Pas d'antécédents morbides appréciables dans sa famille. Cet homme s'est très bien porté jusqu'à l'âge de 17 ans ; il n'a jamais abusé des boissons alcooliques, fait d'excès génitaux d'aucune espèce, ni contracté de chaudepisse.

A l'âge de 17 ans, il commença à éprouver de fréquents besoins d'uriner, vingt fois environ dans les vingt-quatre heures, et la nuit autant que le jour. La miction était douloureuse ; plusieurs fois le jet s'arrêtait et un certain effort était nécessaire pour le rétablir.

Le *dernier coup de piston* s'accompagnait de douleurs au bas-ventre et dans l'anus. A plusieurs reprises, quelques gouttes de sang ont coulé avec les dernières gouttes d'urine. Des bains de siège, des balsamiques, des lavements laudanisés, l'hydrothérapie, etc., procuraient un peu de soulagement ; jamais de guérison complète. Depuis trois ans, le mal s'est aggravé. Le malade urine cinq à six fois par heure ; il éprouve au bas-ventre et dans la région lombaire une douleur sourde, continuelle, entrecoupée d'accès douloureux brusques, avec irradiation dans les testicules, le rectum, les cuisses. Les érections sont rares et très incomplètes, sans pollutions nocturnes.

Le malade entre dans cet état à l'hôpital Saint-Éloi de Montpellier, salle Saint-Jean, le 3 août 1881.

Le méat, très rétréci par le repli commissural inférieur, admet à peine le n° 8 de la filière Charrière. Les sondes en gomme, aussi bien que les sondes métalliques, amènent de vives douleurs à leur entrée dans le canal ; ces douleurs redoublent quand l'extrémité de la bougie arrive au collet du bulbe, où un spasme très manifeste l'arrête pendant deux ou trois minutes. Pendant le trajet prostatico-membraneux, douleurs vives dans le périnée, le gland, accompagnées d'un besoin pressant d'uriner. La sonde, au retour, ne porte pas de pus ; jamais le malade n'a eu le moindre écoulement. Son urine a contenu à plusieurs reprises quelques filaments ; elle n'en contient pas et est très limpide en ce moment.

Par le toucher rectal, douloureux par suite d'un certain degré de contraction du sphincter externe, je constate que la moindre pression sur la prostate, un peu augmentée de volume, est très pénible et détermine des irradiations douloureuses vers la verge, les testicules, la région lombaire.

Les bains de siège opiacés, le bromure de potassium à la dose de 4 gram. par jour, les suppositoires belladonés, sont employés pendant quinze jours sans la moindre amélioration. — Même insuccès avec les installitions, dans la région prostatique, d'une solution de nitrate d'argent à 1/60.

Le méat fut incisé par M. Tédenat.

Le surlendemain, le malade se trouve beaucoup mieux. Au bout de huit jours, la guérison était complète, et depuis un an elle ne s'est pas démentie un seul jour.

En présence de ce cas, survenu sans cause apparente, sans influence diathésique qu'on puisse invoquer, sans lésion de l'urèthre, sans traumatisme, nous nous demandons ce qu'auraient pensé certains chirurgiens qui admettent le spasme idiopathique ; auraient-ils eu recours à la taille, comme le voulait Dolbeau, qui a fait un tableau si sombre du spasme idiopathique ? C'est ainsi que le champ de ces maladies dites idiopathiques va se rétrécissant de jour en jour, et nous sommes heureux de pouvoir signaler aux chirurgiens cette nouvelle cause, si facile à atteindre.

En même temps que le spasme uréthral ou indépendamment de lui, on peut remarquer une inflammation, soit sèche, soit accompagnée de sécrétion muco-purulente. La sonde provoque des douleurs excessivement vives ; lorsqu'on la retire, elle sort chargée de pus gluant qui n'apparaît pas jusqu'au méat, mais qu'on retrouve dans les urines. Si l'on introduit le doigt dans le rectum et qu'on presse sur la face antérieure, on provoque des douleurs aiguës intolérables ; mais ce qu'on note de plus remarquable, c'est le besoin presque continuel d'uriner. Le spectacle qu'offrent certains malades qui urinent quatre à cinq fois par heure est vraiment digne de pitié : la moindre influence extérieure, la pensée seule de ce besoin, les forcent à aller vider leur vessie : quelques gouttes seulement s'échappent après bien des efforts ; ils attendent en quelque sorte le bon vouloir de leur vessie, et leur miction est d'une longueur extraordinaire. C'est l'ensemble de ces symptômes que quelques chirurgiens anglais et américains (Berkeley Hill, Keyes and Van Buren, Bryant, etc.) désignent sous le nom de *irritable bladder*, vessie irritable.

Quelquefois certains symptômes manquent : ainsi Furneaux-Jordan rapporte l'observation d'un curé chez lequel on ne remarquait que des douleurs suspubiennes persistantes.

C'est à cette irritabilité extrême de la vessie et de l'urèthre que nous rattachons les cas d'*urèthres pudiques*. Nous avons vu en effet beaucoup de personnes à méat étroit qui ne pouvaient uriner que lorsqu'elles étaient seules. Étaient-elles surprises dans cette occupation intime, aussitôt le jet s'arrêtait, pour ne reprendre que quelques instants plus tard.

OBSERVATION XII.

Vessie irritable. — Étroitesse du méat. — Incision. — Guérison.

Un homme marié, âgé de 42 ans et jouissant d'une excellente santé, s'adressa à moi pour une extrême fréquence dans la miction. Il urinait une *vingtaine de fois par jour*, mais n'urinait pas la nuit. Il ne pouvait pisser que lorsqu'il était complètement seul. Le méat admet le n° 11 de Charrière et présente une petite poche en arrière de la commissure inférieure. Je le fendis et passai le n° 18. *Dans le jour qui suivit l'opération, le malade n'urine que cinq fois.*

Au bout de quelques jours, la guérison était complète et le n° 21 passait sans difficulté. Le malade n'avait jamais eu d'affection vénérienne, et ce n'est qu'à l'âge de 42 ans qu'il avait commencé à souffrir de cette malformation congénitale.

[1] Keyes and Van Buren ; *Genito urinary diseases*. New-York, 1882, pag. 135 et 136.

OBSERVATION XIII[1].

Vessie irritable. — Atrésie du méat. — Débridement. — Guérison.

Un juif, âgé de 24 ans et marié, me demande des soins pour une violente irritation de la vessie qui durait depuis quelque temps et l'obligeait à uriner une fois par heure. Je trouvai le méat entouré d'une cicatrice ; le malade m'affirma qu'il avait toujours eu cette cicatrice et qu'il croyait que telle était la disposition naturelle. Du reste, il n'avait jamais eu de plaie ni d'ulcère au gland.— Il me fut appris, plus tard, qu'en pratiquant la circoncision, le prêtre juif avait blessé l'orifice de l'urèthre.

Le petit rétrécissement du méat consécutif à cette blessure n'avait produit aucun symptôme jusqu'à l'âge adulte ; mais à ce moment il était survenu de fréquents besoins d'uriner. J'incisai la stricture, et l'irritabilité vésicale cessa rapidement et pour toujours.

OBSERVATION XIV (personnelle).

Atrésie congénitale du méat aggravée par des cautérisations avec le nitrate d'argent. — Rétrécissement profond.— Dilatation en une séance.— Grande amélioration.— Refroidissement le 12e jour après l'opération. — Mort le 18e.

Bernard-Julien B..., âgé de 39 ans, né et demeurant à Béziers (Hérault). Rien à noter dans les antécédents de famille. Lymphatique et de constitution moyenne, cet homme n'a eu ni syphilis ni rhumatismes ; il n'a pas fait d'excès alcooliques et s'est très bien porté jusqu'à l'âge de 18 ans. A cette époque, il contracta une chaudepisse qui, traitée uniquement par le copahu et des injections légères au sous-acétate de plomb, passa à l'état chronique pendant deux ans.— A l'âge de 24 ans, nouvelle chaudepisse peu ou point douloureuse dès le début, qui, après une dizaine de mois, se présente sous forme de goutte militaire filante et incolore. Depuis l'âge de 27 ans, le malade éprouve de fréquents besoins d'uriner (quinze à vingt fois dans la journée, trois à cinq fois la nuit). Un médecin consulté déclara au malade qu'il avait à la partie antérieure du canal *une dartre* (*sic*) qui ne pourrait pas être guérie, mais seulement améliorée par les eaux d'Aulus et de la Preste. Il conseilla aussi et pratiqua, dans l'espace de deux ans, une dizaine de cautérisations avec la pierre infernale enfoncée à 2 ou 3 centim. dans le canal. Aucune amélioration ne fut obtenue par ce traitement barbare. Dès l'âge de 30 ans, le malade se contenta d'aller religieusement tous les ans à la Preste, à Aulus ou à Vals. Les besoins d'uriner

---

[1] Keyes and Van Buren ; *Genilo urinary diseases.* New-York, 1882, pag. 135.

étaient toujours fréquents, la miction lente, avec jet mince.— Depuis trois ans, cinq ou six cautérisations de la partie antérieure du canal ont été pratiquées avec la pierre infernale. Le malade souffre dans la région lombaire, au périnée, et digère mal ; il éprouve aussi de fréquentes douleurs dans les articulations du genou, dans les talons. Très fréquemment, il a de la diarrhée, cinq ou six selles liquides par jour; il perd ses forces.

Le 20 novembre 1882, il consulte le Dr Tédenat, avec qui nous constatons l'état suivant : le malade est amaigri, d'un teint pâle, terreux; l'appétit est mauvais, les digestions laborieuses, la diarrhée habituelle. Il éprouve une douleur sourde dans les lombes, des douleurs térébrantes dans le sacrum. Il souffre souvent dans les genoux, dans les talons, a quelquefois des accès de fièvre le soir. La miction est lente et fréquente (25 à 30 *dans les vingt-quatre heures*). Depuis une dizaine d'années, les facultés génésiques sont en décroissance ; depuis cinq ou six ans, l'érection fait complètement défaut.

L'urine contient un peu de pus; bien filtrée, elle contient encore une grande quantité d'albumine. Elle est acide.

Le méat présente une atrésie congénitale manifeste qui correspond au n° 10 de la filière de Charrière. En explorant l'urèthre, on sent une induration qui a la forme d'un cône commençant au méat et finissant par son sommet, à 5 ou 6 centim. en arrière. La bougie exploratrice n° 10 de Guyon est arrêtée à la fin de la région spongieuse et surtout au niveau du cône cicatriciel antérieur. Le rétrécissement, profond, laisse passer le n° 7 de Charrière. Par le toucher rectal, on constate une augmentation très faible du volume de la prostate et un endolorissement extrême de la région prostatico-membraneuse.

Du 20 au 24 novembre, diète lactée, tisane de graine de lin, 2 gram. de benzoate de soude, un bain tiède tous les jours, repos.

Le 24, après anesthésie (exigée par le malade), avec un bistouri boutonné on incise le rétrécissement cicatriciel antérieur sur toute la longueur de sa paroi supérieure. Le tissu est de consistance ligneuse et résiste au couteau. Incision du méat en bas, sur une longueur de 8 ou 9 millim. Hémorrhagie insignifiante. Séance tenante, introduction du dilatateur de Michéléna assez facile; distension forcée du rétrécissement postérieur. La sonde n° 23 de Charrière arrive facilement dans la vessie. Des compresses phéniquées sont appliquées autour de la verge.

Potion avec 4 gram. acétate d'ammoniaque, 10 gouttes de laudanum; 0,30 sulfate de quinine en pilules. Le soir à 6 h., T. 38°,5, un peu de fatigue. La sonde est laissée à demeure.

25. Nuit bonne, pas d'hémorrhagie. P. 80; T. 37°,6. Le malade demande à manger. — Diète lactée, tisane de busserole, 2 gram. de benzoate de soude. La sonde

gêne un peu le malade; elle est enlevée à deux heures de l'après-midi. Quelques gouttes de sang coulent de l'incision du méat.

A cinq heures du soir, léger frisson de quatre à cinq minutes de durée, suivi de chaleur intense et de sueurs abondantes. P. 110°; T. 39°,4. — 0,40 sulfate de quinine.

26. Nuit bonne; deux mictions avec cuisson très légère au méat. Langue bonne, appétit excellent. T. 37°,4 ; P. 80. Diminution très marquée des douleurs lombaires.

5 h. du soir. T. 38°,2 ; P. 86. *Quatre mictions sans douleurs*, urine plus claire. — Le malade a pris un litre de lait ; même médication.

27. Bon sommeil cette nuit ; une miction seulement, urine plus claire. T. 37°,7; langue bonne. — Lait, œuf à la coque.

6 h. du soir, T. 38°,2. Quatre mictions. Toute douleur lombaire a disparu. Le malade demande à se lever, ce qui lui est défendu. Un peu d'œdème du prépuce depuis avant-hier. — Même traitement. La sonde en gomme n° 23 de Charrière passe sans difficulté et sans provoquer de douleurs.

28. Nuit bonne. Deux mictions, urine claire avec un faible dépôt sans traces de sang. T. 37°,6 ; P. 84.

4 heures du soir. T. 38°,1 ; P. 86; cinq mictions dans la journée. Diminution de l'œdème du prépuce. — Un litre de lait, un œuf à la coque, un demi-verre de vin de Bordeaux.

29. Bon sommeil. — Un verre d'eau de Rubinat, le malade n'étant pas allé à la selle depuis quatre jours. Deux mictions la nuit. T. 37°,4.

5 h. du soir. Quatre selles dans la journée. — Lait et eau de Vichy. Même traitement. — Malgré les conseils de M. Tédenat, le malade est resté levé pendant quatre heures. T. 38°,9 ; P. 90.

30. La sonde cylindro-conique en gomme n° 23 de Charrière est passée sans difficulté et sans douleur. État général bon. L'incision du méat est cicatrisée. — Lait, poisson.

1er décembre. Le malade va bien. T. du matin 37°,4. La miction est facile. T. du soir 38°,1. Toute douleur a disparu. Le malade se lève une heure dans la journée. Appétit excellent.

2. L'amélioration continue. T. du matin 37°,3. Il n'a plus que *quatre mictions par jour*. — T. du soir 38°,1, *deux mictions la nuit*. Urine claire, acide, avec très faible dépôt. Albuminurie persistante. Il n'y a plus de douleurs de reins.

3 et 4. L'amélioration continue. Bon appétit. Il est très difficile d'empêcher le malade de se lever toute la journée, il voudrait même sortir. Le temps est humide et froid.

5. État local et général excellent. T. du matin 37°,2. Malgré une température

très froide, le malade se lève. *Il dit qu'il se trouve mieux qu'il ne l'a jamais été depuis plusieurs années* ; il ne songe qu'à boire et à fumer. On ne peut l'empêcher d'ouvrir la fenêtre de sa chambre et de rester levé de 10 h. du matin à 9 h. du soir. A ce moment, il éprouve un violent frisson qui dure au moins trois quarts d'heure ; le stade de chaleur arrive lentement, incomplètement. — Grâce à des boissons excitantes, la réaction se fait et la sueur se produit très abondante.

6. Nuit très agitée avec vague délire. Mictions au nombre de huit ; douleurs lombaires. Langue un peu moins humide. Soif vive. T. du matin 38°,9. Des pierres aussi chaudes que le malade peut les supporter, sont appliquées en permanence sur les flancs. — Benzoate de soude 2 gram. ; 0,30 sulfate de quinine. Quart de litre de vin de Bordeaux.

5 h. du soir. Langue un peu plus humide que le matin, mais rouge ; soif vive. Douleurs lombaires et hypogastriques vives ; six mictions depuis ce matin. Dépôt purulent très abondant dans l'urine. Sensation de froid ; petits frissons erratiques dans la soirée, combattus par le thé au rhum. Les pierres chaudes ont largement rubéfié la région des flancs. T. 39°,9 ; P. 120.

7. Nuit agitée. Douleurs lombaires persistantes ; mictions fréquentes. Urine neutre, avec dépôt de pus abondant. Soif vive, langue rouge et sèche à la pointe. Respiration rapide, dyspnéique. T. du matin 38°,7 ; P. 100. — Pierres chaudes en permanence aux flancs ; 0,50 de sulfate de quinine ; 2 gram. de benzoate ; vin de Bordeaux ; lait.

Soir. Frisson intense d'une heure de durée, avec un peu de délire. La chaleur arrive difficilement, la sueur est peu abondante. T. 40°,5.

8. Nuit mauvaise. Douleurs aux lombes, malgré la puissante révulsion exercée par les briques, qui ont déterminé une large vésication. Ce matin, un peu de mieux. En une fois, le malade urine un tiers de litre, facilement, sans douleur. T. 38°,1 ; soir 40° ; P. 120. Langue rouge aux bords et à la pointe. Soif ardente. Petits frissons. — Le sulfate de quinine, le benzoate de soude, le vin de Bordeaux,.. sont continués.

9. Nuit agitée, avec délire vague et trois vomissements violents ; douleurs aux lombes et à l'hypogastre. Langue sèche, soif vive. Respiration dyspnéique. Mictions nombreuses (une ou deux par heure). T. du matin 38°,8. Rien du côté de l'urèthre. Depuis hier, violente douleur dans le mollet droit, où n'existe aucun signe objectif d'inflammation.

Le malade avait souvent éprouvé cette douleur depuis deux ou trois ans. Elle durait chaque fois quatre ou cinq jours. — Purgatifs salins demain matin.

Soir. Le malade a vomi trois fois. Respiration dyspnéique ; petits frissons subintrants. Aucun moyen ne peut ramener la chaleur ni la sueur. Langue sèche ;

subdelirium, céphalée ; douleurs aux lombes, à l'hypogastre, au mollet. Urine rare (1/2 litre par 24 h.), rouge, avec dépôt de pus très abondant. Bleuit le papier de tournesol. T. 40°,5. — Même traitement.

10. Nuit agitée. Délire vague et calme, céphalée ; soif ardente ; langue sèche, noire, ratatinée. Toutes les douleurs persistent. Rien du côté de l'urèthre ni du périnée.—Briques chaudes toujours maintenues dans la région des reins. Ce matin, le malade à vomi. T. 39°,2 — Thé au rhum, limonade vineuse.

Soir. Délire toute la journée ; dyspnée extrême ; pas d'inflammation de l'appareil respiratoire. Petits frissons. T. 40°,6.

11. Le même état persiste, en s'aggravant peu à peu. Urine rare, purulente et alcaline ; elle répand une odeur ammoniacale peu d'instants après la miction. État comateux, délire. T. du matin 39°,1 ; T. du soir 40°,1.

12. Coma, délire calme, dyspnée extrême. T. du matin 39°,8. A cinq heures du soir, 40°,4. Pas d'urine rendue de la journée. Le malade s'éteint à 9 heures du soir.

Le résultat fâcheux de cette observation ne doit être imputé qu'à l'imprudence du malade, puisque les 2, 3, 4 et 5 décembre il se trouvait mieux qu'il ne l'avait jamais été depuis dix ans.

Un de nos amis, aujourd'hui docteur en médecine, présentait les symptômes suivants : besoins d'uriner très fréquents (dix à douze fois par jour, une à deux fois par nuit).A certains moments, impossibilité d'arriver jusqu'à l'urinoir, il faisait dans son pantalon. Ces incontinences subites le prenaient sous l'influence du moindre courant d'air, de la moindre émotion. La miction accomplie ne lui laissait pas la satisfaction habituelle, mais une certaine gêne et même une douleur dans le fond de l'urèthre et vers le bas-fond de la vessie ; cette douleur augmentait par la marche. En même temps, douleurs au périnée et parfois engourdissement des membres. Du reste, il n'avait jamais pissé de sang, jamais eu d'écoulement uréthral ; son urine était d'apparence normale. Doué d'un tempérament sanguin, d'une forte complexion, il jouissait d'une excellente santé et menait une vie très régulière.

La verge a le volume ordinaire, le prépuce recouvre les trois quarts du gland, et son ouverture n'est pas étroite. Le gland est conique, assez volumineux; le méat rétréci, rouge, laisse voir, lorsqu'on écarte ses lèvres, la valvule commissurale inférieure hypertrophiée, en rapport avec un frein court et épais. Le n° 15 Charrière entre difficilement.

En pressant sur l'extrémité du gland, on fait sourdre une goutte de muco-pus.

Aucun traitement n'avait pu le soulager (bains, régime, hygiène, etc.). Le malade devait se faire opérer, mais le souci des examens lui fit ajourner sa résolution. Aujourd'hui, il souffre encore, son état lui est tout à fait insupportable, et nous apprenons qu'un coup de ciseaux doit le débarrasser bientôt de son infirmité.

L'irritabilité de la vessie et le rétrécissement spasmodique, qui peuvent coïncider chez le même individu, ne se manifestent souvent qu'à la suite de causes occasionnelles qui deviennent sans effet lorsqu'on a incisé le méat ; l'observation suivante en est un exemple frappant.

OBSERVATION XV (communiquée par M. TÉDENAT).

Spasme de la région membraneuse suite d'une atrésie du méat. — Guérison par débridement.

Joseph Dériaux, âgé de 38 ans, né à Annecy, demeurant à Lyon. Cet homme, fortement constitué, n'a jamais été malade. Depuis cinq ou six ans, il est garçon de cave et a de nombreuses occasions de se livrer à des excès de boisson. Le lendemain, il éprouve de très fréquents besoins d'uriner qui persistent en diminuant progressivement pendant deux ou trois jours. Souvent il a une rétention d'urine qui cède à l'emploi de grands bains tièdes ; depuis 1870 pourtant, il est venu une dizaine de fois à l'Hôtel-Dieu, d'où il était voisin, se faire sonder par l'interne de garde. Pour ma part, je l'ai sondé trois fois pour ses rétentions d'urine. Son méat est très étroit (8 ou 10 de Charrière) ; la sonde est arrêtée par un spasme très intense de la région membraneuse. Le malade n'a jamais eu de chaudepisse. En octobre 1874, je venais de le sonder, quand mon collègue Bermond lui proposa d'agrandir son méat, ce qui fut accepté.

Depuis cette époque, J. D... peut boire abondamment sans éprouver de besoins fréquents d'uriner ni surtout de rétention d'urine. Il est toujours (1880) le voisin et l'ami des internes de l'Hôtel-Dieu, il n'est plus tributaire de leur sonde.

§ 7. — Le plus souvent, dans les cas d'étroitesse du méat, après l'urèthrite, c'est la cystite qu'on observe en premier lieu avec les troubles que nous venons d'étudier ; puis vient la prostatite, et enfin l'inflammation peut gagner les vaisseaux déférents et donner lieu à une orchite consécutive sans que, du commencement à la fin de ces troubles, il y ait un écoulement par le méat. « Je me souviens, dit Furneaux-Jordan, d'avoir traité, par suite d'une rare coïncidence, pendant une seule semaine, quatre cas d'épididymite qui ne reconnaissent pas d'autre cause qu'une étroitesse du méat et qui ne cédèrent qu'à l'incision de cet orifice. »

On comprendra sans peine que des troubles génitaux coïncident habituellement avec un état d'irritation chronique de la partie profonde de l'urèthre. On observe de véritables impuissances : l'érection est incomplète, courte, insuffisante ; l'éjaculation trop lente ou trop rapide ; les pollutions nocturnes ou diurnes sont fréquentes. M. Tédenat a observé deux fois le dyspermatisme éréthistique.

Nous avons observé nous-même les deux cas qui suivent.

OBSERVATION XVI (personnelle).

Atrésie du méat. — Rétrécissement profond. — Impuissance. — Pertes séminales. — Incision du méat. — Dilatation rapide. — Guérison.

Pierre Esq..., âgé de 26 ans, industriel à Saint-Gaudens (Haute-Garonne). Tempérament sanguin, constitution forte. Excellente santé jusqu'à l'âge de 17 ans ; à cette époque, blennorrhagie subaiguë, peu douloureuse, qui, traitée uniquement par les capsules de Raquin et des injections au sous-nitrate de bismuth, dura neuf mois. Depuis lors, les mictions sont très fréquentes (dix dans la journée, deux ou trois la nuit) ; le besoin d'uriner est pressant, irrésistible ; le malade est tourmenté par des érections continuelles et a souvent des pertes séminales nocturnes et même diurnes, lorsqu'il est en chemin de fer. A l'âge de 22 ans, seconde chaudepisse qui, traitée par des injections variées, dure encore sous forme d'une goutte muco-purulente le matin. Depuis un an, les besoins d'uriner sont devenus très fréquents (vingt fois dans la journée, quatre ou cinq fois dans la nuit) ; la fatigue, le moindre excès de boisson, les augmente, et alors le malade éprouve des douleurs à l'hypogastre et dans la région des reins. Les pertes séminales surviennent involontairement, soit pendant la nuit, soit lorsque le malade est en voiture, cinq ou six fois par semaine. La sensation d'éjaculation est incomplète ; l'érection fait le plus souvent défaut ; il est rare qu'après des excitations de toute sorte elle soit suffisante pour permettre le coït.

1ᵉʳ septembre 1881. M. Tédenat constate un rétrécissement du méat (n° 9 de Charrière) par développement exagéré de la valvule commissurale inférieure. Par le toucher rectal, endolorissement de l'urèthre profond, sans augmentation de volume de la prostate. L'urine est claire, avec quelques filaments et quelques flocons.

6. Incision du méat à sa partie inférieure, séance tenante. M. Tédenat constate un rétrécissement siégeant vers le collet du bulbe à orifice latéral, dans lequel le n° 11 de Charrière s'engage avec difficulté. Le dilatateur à archet de Corradi est introduit et la distension forcée est faite avec lenteur. Le malade souffre peu ; il n'y a pas d'hémorrhagie appréciable ; une sonde percée aux deux bouts, correspondant au 18 de Charrière, est placée à demeure. Elle n'est pas serrée, attendu que le n° 22 passe sans peine. L'opération est faite à 10 h. du matin, sans anesthésie ; le malade y a été préparé par cinq jours de repos, des bains, de l'eau de Vichy, la diète lactée. — Il prend 0,50 de sulfate de quinine dans la soirée.

7. Pas de fièvre ni de douleur hier au soir, nuit bonne. L'état du malade est excellent.— Lait, tisane d'*uva ursi* et lupulin ; 3 gram. de bromure de sodium.

8. Nuit bonne. Apyrexie complète. Le matin, la sonde est enlevée. — Même traitement.

9. Mictions indolores depuis que la sonde est enlevée, au nombre de cinq seulement depuis hier midi. Apyrexie. Bon appétit. — Le malade prend des potages et une côtelette.

10. Le malade va très bien. Il n'a uriné qu'une fois la nuit, quatre fois dans la journée. Écoulement purulent peu abondant.

11. Séance de dilatation avec les bougies de Béniqué. On passe les nᵒˢ 18, 19, 20 de la filière Charrière.

14. Seconde séance de dilatation. On passe 19, 20, 21 de la filière Charrière ; pas de douleur, pas d'hémorrhagie. Quatre ou cinq mictions dans les 24 heures.

17. Troisième séance. On passe 21, 22, 23, 24 de la filière Charrière.

18. Le n° 26 passe sans peine. Écoulement très-diminué. Aucune douleur.

20. Injection profonde avec la sonde et la seringue de Guyon, d'une solution à 1/50 de nitrate d'argent ; le liquide est injecté dans la région prostatique ; pas de douleur ni d'augmentation du nombre des mictions.

24. Séance de dilatation, nᵒˢ 25 et 26.— Nouvelle instillation de la solution du nitrate d'argent. Elle n'amène aucune douleur.

Le 1ᵉʳ octobre, il n'existait plus aucune trace d'écoulement. Le malade passera tous les quinze jours le 24 de Charrière. Au mois de mars suivant, M. Bastard, interne des hôpitaux de Marseille, constata l'absence d'écoulement, la disparition des pertes séminales, le retour complet des érections. Il passe sans difficulté le 24 de Charrière en gomme. Au mois d'avril, un médecin en sondant, avec une sonde de trousse en métal, le malade, qui voulait lui faire constater sa guérison, fit une grave fausse route accompagnée d'une hémorrhagie abondante et d'un violent accès de fièvre.

Au mois de juillet, nous avons revu le malade avec M. Tédenat, qui a pu introduire sans difficulté le 24 de Charrière. La spermatorrhée, l'écoulement, l'impuissance, ont définitivement disparu.

OBSERVATION XVII (personnelle).

M. X..., très connu à Montpellier, 26 ans, rentier, nous consulta un jour au sujet de pertes séminales involontaires. Pas de blennorrhagie antérieure ni d'autre maladie ; santé florissante ; excès d'aucune sorte ; pas de constipation ; ces pertes se produisaient sans la moindre influence extérieure ou sous la moindre excitation cérébrale. Pas de cystite, pas d'autres symptômes à noter. A l'examen, pas de phimosis ; la verge, le gland, présentent l'état normal, mais le méat est rétréci ; nous n'avons jamais vu, pour notre part, une valvule commissurale inférieure aussi développée : elle présentait une hauteur de 6 à 7 millim. au moins ; elle était formée simplement par l'expansion de la muqueuse. Le canal de l'urèthre devait être élargi, car il avait l'air sculpté sur le dos de la verge. Nous conseillâmes à notre ami de se faire inciser cette membrane ; il insista pour que cela fût fait immédiatement.

Nous fîmes donc sur la ligne médiane, avec un bistouri boutonné, une incision qui s'étendit jusqu'au niveau du plancher du canal. Deux ou trois gouttes de sang.— Bout de sonde à demeure pendant vingt-quatre heures. Pas de réaction du tout. M. X.... n'a pas cessé un instant ses occupations ; le lendemain, il a voulu marcher un peu et n'a ressenti aucune fatigue. Il y a six mois que l'opération a eu lieu, et depuis lors M. X... n'a eu qu'une seule perte involontaire, le cinquième jour après le débridement.

§ 8. — Comme nous l'avons déjà établi, l'étroitesse du méat entraîne tous les accidents qui résultent des rétrécissements. On rencontre assez fréquemment, dans la pratique, cette cause et ces effets. Voici deux observations de fistules uréthrales qui disparurent sans autre traitement que le débridement.

OBSERVATION XVIII[1].

Rétrécissement du méat. — Fistules périnéales. — Rétention d'urine à diverses reprises.
— Débridement du méat. — Guérison.

Pendant le mois de septembre 1878, S. B..., âgé de 48 ans, vint à la consultation ; voici son histoire.

Il y avait à peu près vingt ans qu'il avait eu une très forte attaque de gonorrhée dont la guérison se fit attendre pendant quatre mois. Pendant six ans, il se considéra comme tout à fait guéri et il n'éprouvait aucune difficulté à *passer son eau*. Mais bientôt cela lui devint très difficile et il eut des « *attaques de rétention* ». Il raconte qu'environ dix-huit mois après ces troubles de la miction, il eut un abcès au périnée d'où résulta une fistule périnéale bientôt suivie d'une autre. Il fut sondé à diverses reprises par plusieurs chirurgiens, mais il n'éprouva aucun soulagement, et il vint à nous se plaignant de ce que, pendant ces deux derniers mois environ, les attaques de rétention avaient été très fréquentes. A l'examen, on trouva ce qui suit :

Dans le périnée, se trouvaient deux fistules vieilles et à tissus calleux, indurés, insensibles, et laissant couler du pus et de l'urine. L'orifice de l'urèthre présentait un rétrécissement qui n'admettait que le n° 7 de la filière française. M. Berkeley Hill le divisa (avec le méatotome d'Otis) et il passa le n° 20 filière française, qui pénétra jusque dans la vessie. Il trouva l'urèthre légèrement contracté dans la portion bulbeuse.

Après cela, le malade fut visité tous les deux jours, pendant environ quinze jours, On lui faisait des séances de cathétérisme.

Enfin, le 1er octobre 1878, le bulletin du malade dit :

« Le 27 français pénètre facilement dans la vessie. La fistule est fermée.»

La santé de l'homme s'était admirablement améliorée et il a cessé de venir à la visite.

Et l'auteur ajoute : Il est intéressant de voir comment un mal ennuyeux et dégoûtant, accompagné de fréquentes rétentions d'urine, a été guéri dès qu'on en a supprimé la cause, ce qui a été extrêmement facile puisque le malade, qui était visité comme un malade du dehors, venait à la visite et faisait son travail de tous les jours. Il n'est pas improbable que ces cas sont plus fréquents qu'on ne le pense.

---

[1] Berkeley Hill ; *Medical Times and Gazette*, 1879, vol. I, pag. 92.

OBSERVATION XIX [1].

Atrésie congénitale du méat urinaire. — Symptômes graves. — Fistule urinaire.
— Débridement du méat. — Guérison.

« Un homme de 32 ans, aujourd'hui employé, mais ayant servi comme soldat en
Afrique, où il a eu beaucoup à souffrir de son infirmité, présentait depuis son enfance une atrésie du méat. En grandissant et en avançant en âge, ce vice de conformation ne fit qu'augmenter ; toujours la miction était excessivement lente et
nécessitait des efforts musculaires considérables ; de plus, il suffisait du plus léger
excès, soit gastronomique, soit vénérien, pour rendre ces phénomènes encore plus
marqués. L'orifice de l'urèthre se trouvait très insuffisant pour livrer passage à
toute l'urine projetée par la vessie ; ce liquide ne pouvant s'écouler que très lentement, le canal se trouvait considérablement distendu dans toute sa longueur. Au
moyen de pressions faites avec soin, le malade ne pouvait le débarrasser complètement, de sorte que, malgré toutes ces précautions, il restait toujours une certaine
quantité d'urine qui, coulant ensuite goutte à goutte, venait salir sa chemise et ses
vêtements. Malgré tout ce que cette infirmité avait de pénible et de désagréable,
comme elle remontait à sa plus tendre enfance, le malade ne s'en était jamais
beaucoup préoccupé et avait toujours différé de consulter un médecin pour savoir
s'il y avait possibilité d'en être débarrassé. Dès les premiers jours du mois d'avril
de la présente année, sans aucune cause appréciable, la difficulté d'uriner devint
encore plus considérable, et la miction était accompagnée de douleurs assez intenses
au périnée, douleurs qui retentissaient dans la partie supérieure des cuisses.

Le 10 avril, au moment de quitter son bureau, le malade ne put uriner qu'avec
une très grande difficulté, et lorsqu'il eut terminé, il éprouva au périnée une douleur tellement aiguë que la respiration lui manqua. Aussitôt la douleur un peu
calmée, il fut pris de frissons intenses. Il se mit en marche pour rentrer chez lui,
mais ses jambes refusaient d'obéir à sa volonté, au point qu'il se crut paralysé. Ren-
tré chez lui, il se mit au lit et eut une fièvre intense. Les deux jours suivants se
passèrent dans des alternatives que nous venons d'indiquer ; mais le troisième,
c'est-à-dire le 13 février, le mal empirant, il ne put se lever et fit appeler un médecin. Comme il n'y avait d'abord aucun signe extérieur et qu'une fièvre intense
était le seul symptôme appréciable, le sulfate de quinine fut prescrit.

Le 15 avril, le périnée présenta un commencement d'inflammation ; on y fit une
application de 12 sangsues. Cette inflammation marcha néanmoins très rapidement

[1] *Gazette des Hôpitaux*, année 1858, pag. 305.

et gagna les bourses et la verge ; la tuméfaction des parties devint bientôt considérable. Une seconde application de sangsues fut faite, mais cette fois à la verge, au-dessus des bourses. La marche rapide du phlegmon ne fut pas arrêtée pour cela et un abcès s'ouvrit à la partie inférieure de la verge, à l'angle péno-scrotal. Une quantité considérable de pus s'en écoula et il fut possible de constater un décollement assez étendu de la peau ; l'ouverture de l'abcès ne tarda pas à donner issue à l'urine, mais seulement vers la fin de la miction.

Une fistule urinaire s'était donc établie, et il n'y avait pas lieu d'espérer de la voir guérir tant que le malade ne serait pas débarrassé de son vice de conformation du méat.

C'est le 6 mai que M. Demarquay fut appelé et pratiqua l'opération. L'atrésie du méat urinaire était telle qu'il était absolument impossible d'y introduire le bouton d'un stylet de trousse très fin ; il n'y avait donc pas à songer à se servir de cet instrument comme conducteur pour pratiquer le débridement. Alors M. Demarquay, saisissant le gland entre le pouce et l'index de la main gauche et renversant la verge contre le ventre, tenant de la main droite un bistouri comme une plume à écrire, sculpta pour ainsi dire la paroi inférieure de l'extrémité du canal de l'urèthre ; et lorsque, par des incisions successives, il eut ainsi débridé de dehors en dedans dans une très petite étendue, il put alors introduire le ténotome caché de Blondin ; puis, faisant saillir la lame en dehors de sa gaîne, il compléta le débridement par un mouvement de bascule de l'instrument, qui opéra la section de la paroi inférieure de l'extrémité de l'urèthre jusqu'au niveau de l'endroit où le gland se trouve accolé aux corps caverneux.

Une sonde d'un calibre ordinaire fut facilement introduite et gardée deux jours ; on put s'assurer de la sorte que le méat urinaire était le seul point du canal qui n'eût pas le calibre normal. Puis une sonde un peu plus grosse la remplaça et fut gardée huit jours ; puis enfin une troisième de calibre supérieur fut encore gardée à demeure pendant un certain temps ; et une quinzaine de jours environ après l'opération, la fistule urinaire étant complètement fermée, la peau s'étant parfaitement recollée et les deux lèvres de l'incision du méat urinaire étant complètement et *isolément* cicatrisées, on retira la sonde.

Pour ce qui regarde les antécédents du malade, il affirme n'avoir jamais eu ni blennorrhagie ni accidents syphilitiques. Il est une question qu'il eût été vivement désirable de pouvoir éclaircir : c'est t l'influence de cette atrésie du méat sur l'éjaculation et la procréation ; mais on sait les difficultés qui entourent ce genre de recherches, et les réponses du malade aux questions dirigées dans ce sens ont paru insuffisantes pour permettre de rien établir de précis à cet égard.

6

§ 9. — L'atrésie du méat nous paraît aussi jouer un rôle important dans la production ou tout au moins dans la marche de la tuberculisation génito-urinaire. Sans entrer dans le détail des discussions engagées à l'Académie de Médecine en 1851, entre Velpeau d'un côté, Malgaigne, Robert, Ricord de l'autre, pour savoir si la tuberculose génito-urinaire n'était pas seulement un produit de l'inflammation terminé par suppuration et modifié par la nature des tissus, nous croyons pouvoir affirmer qu'ici comme pour la tuberculisation pulmonaire, on fait jouer un trop grand rôle à l'hérédité et on ne tient pas assez compte de l'hygiène des individus, qui engendre chez eux une affection à laquelle rien ne les prédisposait. Les inflammations de l'urèthre ne jouent-elles pas là, vis-à-vis de la glande séminale ou de la prostate, le même rôle que l'inflammation des bronches vis-à-vis de la tuberculose pulmonaire ? Et Picard [1] s'écrie avec raison : « Combien n'auraient jamais eu un testicule ou une prostate tuberculeuse sans une première chaudepisse ! Combien plus encore s'ils n'avaient pas laissé s'implanter dans le fond du canal une blennorrhée indolente !

OBSERVATION XX (communiquée par M. TÉDENAT).

Tuberculisation de la prostate. — Mictions fréquentes. — Uréthrites et cystites du col à répétition. — Élargissement du méat rétréci. — Amélioration considérable.

Auguste S... âgé de 24 ans, propriétaire, demeurant à Oullins (Rhône), entre à l'Hôtel-Dieu de Lyon, salle Saint-Philippe.

La mère est morte de phtisie pulmonaire. Depuis l'âge de 20 ans, ce jeune homme s'enrhume souvent. Il a eu plusieurs hémoptysies. Il y a trois ans, cystite du col survenue sans cause appréciable ; léger écoulement muco-purulent par l'urèthre. On ne peut accuser le coït ni les excès de boissons. Les accidents durèrent une dizaine de jours et furent calmés par des bains de siège et des capsules d'essence de térébenthine. Depuis lors, ils se sont renouvelés quatre ou cinq fois. Étant donné les antécédents du malade et les signes manifestes de tuberculisation pulmonaire, M. Valette pense à une tuberculisation de la vessie et de la prostate. Celle-ci est couverte de bosselures et sensible à la moindre pression. Le malade se plaint de fréquents besoins d'uriner, qui persistent depuis plus d'un an. Le méat est étroit,

[1] *Contribution à l'histoire de la tuberculisation génitale et urinaire.* (*Gazette hebdomad.*, juillet, août 1879.)

(10 de Charrière). M. Valette l'incise en bas (avril 1876). Quelques jours après, la fréquence des mictions avait sensiblement diminué ; l'amélioration est allée en s'accentuant ; elle persistait au mois de décembre 1878, et le malade n'avait plus eu d'accès d'uréthrite ni de cystite du col.

OBSERVATION XXI[1] (résumée).

Spermatorrhée. — Prostate tuberculeuse. — Atrésie du méat. — Débridement. — Bride au niveau du bulbe. — Section. — Tétanos. — Mort. — Résumé.

Eugène, T... sujet prussien, 23 ans, petit, maigre, chétif, vient consulter M. Picard pour des pollutions nocturnes si fréquentes, qu'aujourd'hui l'émission du sperme s'effectue presque sans érection ni sensation. Pas d'hémoptysie ni de sueurs nocturnes ; respiration rude aux deux sommets.

Jamais de blennorrhagie ; prostate grosse, à convexité saillante dans le rectum ; le sillon médian a disparu, sa surface est inégale, elle donne une sensation comparable à celle du suif durci. Rien de particulier du côté du scrotum et des testicules. La verge, bien formée quoique petite, est percée d'un méat étroit qui permet à peine l'introduction d'une olive n° 9.

Pensant que cette atrésie pouvait, en troublant la régularité de la miction, avoir une influence sur la prostate, et par conséquent favoriser les pertes séminales, il débride le méat avec l'instrument de Civiale, ce qui fut très facile et vite fait ; une grosse bougie cylindrique est introduite à 3 ou 4 centim. dans le canal pour maintenir écartées les lèvres de la plaie du méat. Nouvelle perte la nuit même.

Trois jours après, ayant exploré le canal avec une bougie à boule n° 21, c'est-à-dire de 7 millim., il fut arrêté au niveau du bulbe, sous la symphise pubienne, et reconnut que l'obstacle était formé par une bride peu épaisse, quoique assez résistante pour retenir solidement la base de l'olive quand on la retirait. Cette bride est sectionnée : douleur à peu près nulle ; recommandation au malade de rester en repos, ce dont il ne tient pas compte , car il fait une course et marche pendant plusieurs heures aussitôt après l'opération.

Le 6ᵉ jour il arrive tout anxieux, n'ayant pu uriner, malgré un pressant besoin, depuis deux heures du matin. Une douleur très vive se fait sentir au fondement, la fièvre est très intense. Bain qui ne put être supporté et qui fut suivi d'une hémorrhagie assez abondante. Une sonde, mise à demeure, provoque une douleur telle qu'on doit l'enlever au bout de dix heures. Le sang, qui n'avait pas reparu pendant

---

[1] Picard ; Communication à la Société de Médecine pratique, 30 août 1879.

le séjour de la sonde, se montre de nouveau ; seulement, refluant dans la vessie, il n'est expulsé qu'avec les urines.

En présence de cette hématurie et de la difficulté qu'éprouve le malade à uriner, M. Picard introduit une sonde dans la vessie et la vide. Son contenu est un mélange de sang et d'urine. Par la sonde, il injecte de l'eau à la température ordinaire, pour laver le réservoir de l'urine; puis, quand toute cette eau a été expulsée, il la remplace par une solution de perchlorure de fer (10 gram. à 30° pour un litre d'eau); il la fait expulser au malade par le canal, après avoir enlevé la sonde. A l'intérieur, on administre la limonade sulfurique, café, et une potion à l'eau de Rabel édulcorée avec le sirop de ratanhia.

Ce traitement est continué jusqu'au 12° jour, où l'hémorrhagie s'arrête; la miction est assez facile, quoique l'urine soit trouble et épaisse. Du reste, bien qu'il ait toujours mangé; que la fièvre, à part le premier jour, n'ait pas été violente, le malade se plaint, au niveau du méat et du col vésical, d'une douleur intolérable et dont la violence paraît hors de proportion avec les traumatismes qui l'ont fait naître. La plaie du méat, examinée avec soin, est rouge violacée, pointillée blanc, la prostate un peu ramollie.

Le 13e jour, le sang ayant reparu, sonde à demeure retirée douze heures après ; l'hémorrhagie s'était de nouveau arrêtée.

Le 14e jour s'est bien passé, le malade s'est levé pendant quelques heures. Son urine est toujours épaisse; mais, ce qui attire le plus l'attention, c'est cette douleur si vive et si tenace qui ne laisse aucun repos à ce malheureux. Il en est de même le 15e jour : le sang n'a pas reparu ; le malade est pris de trismus dans la soirée. — 8 gram. chloral, potion 120 gram.

Le 16e jour, ce n'est plus du trismus, mais un véritable opisthotonos. Le malade entre dans le service du Dr Péan.

17e jour. Le trismus et l'opisthotonos s'accompagnent de convulsions toutes les demi-heures. Respiration ventrale ; envies d'uriner fréquentes et difficiles à satisfaire. De temps à autre, émission de quelques gouttes d'urine, mais sans soulagement. T. 38°,2 le matin, 38°,8 le soir.— Chloral 12 gram.

18° jour. Prostration extrême, pouls petit et fréquent. T. 38°,8. Trismus ; opisthotonos, convulsions; pupille très contractée, peau insensible, respiration très fréquente.— Chloral 16 gram.

Le malade décline et succombe le 19e jour, à 4 h. du matin.

Comme il appartenait à la religion juive, son autopsie n'a pu être faite.

M. Picard ajoute : J'ai peu de chose à dire du débridement pratiqué sur le méat de mon malade : il était indiqué, car l'obstruction de cet orifice a été signalée comme cause de prostatorrhée, et, en somme, c'était une opération insignifiante, quoique dans un cas je l'ai vue suivie d'une orchite dont il était l'orgine indéniable.

§ 10. — Enfin les troubles engendrés par l'atrésie du méat peuvent revêtir les formes les plus variées : on peut les observer en dehors de la sphère génitale et urinaire ; on peut les rencontrer du côté de la digestion, où ils peuvent causer des dyspepsies, des vomissements et même donner lieu à des symptômes d'étranglement intestinal. Certainement ces faits sont rares, mais il est toujours bon de les connaître.

[OBSERVATION XXII (personnelle).

Atrésie du méat. — Rétrécissement profond. — Dyspepsies et douleurs rhumatoïdes.
— Uréthrotomie interne. — Guérison.

Louis Deb..., propriétaire, demeurant à Lunas, âgé de 58 ans, est adressé au Dr Tédenat par le Dr Boulouys (du Bousquet d'Orb), 10 février 1882. Pas d'antécédents pathologiques chez les ascendants. Tempérament sanguin, constitution forte ; jamais de maladie, sauf une blennorrhagie contractée à l'âge de 18 ans et guérie (?) au bout de deux mois sans injections d'aucune sorte.

Depuis sept ou huit ans, cet homme éprouve constamment dans les lombes des douleurs ; il a fréquemment de la dyspepsie ; souvent il ressent des douleurs dans les genoux, à la plante des pieds, sous les talons surtout. Il perd peu à peu ses forces et la moindre marche le fatigue. Tous ces accidents se sont peu à peu aggravés; depuis deux ans, il s'est aperçu que la miction devenait de plus en plus fréquente et qu'au méat existait un écoulement muco-purulent habituel. Il est devenu frileux et a souvent le soir de petits frissons. Cet homme est un valétudinaire ; pas d'appétit, digestions lentes, diarrhée habituelle, douleurs rhumatoïdes dans les grandes articulations, dans les masses musculaires des membres inférieurs. Amaigrissement, teint jaune terreux.

L'urine est acide, de quantité moyenne, avec un abondant dépôt de muco-pus, sans albuminurie vraie. Le méat présente une atrésie congénitale très marquée, formée par l'hypertrophie de la valvule commissurale inférieure. Il admet à peine le no 8 de la filière de Charrière. Cette petite sonde est arrêtée par la valvule de Guérin énormément développée ; on ne peut l'introduire qu'en la glissant sur la partie latérale droite de la paroi inférieure. On sent des rugosités tout le long de la portion spongieuse. Vers le collet du bulbe existe un rétrécissement qui correspond au n° 7 de Charrière. L'orifice du rétrécissement paraît porté vers la paroi supérieure, et ce n'est qu'après de longs tâtonnements que la bougie passe.

Après quatre jours de repos (bains tièdes, diète lactée, eau de Vichy, tisane de chiendent), le traitement est commencé.

La bougie n° 7, introduite avec beaucoup de difficulté, mais sans hémorrhagie ni douleurs, est laissée à demeure (15 février à 10 h. du matin). — Potion avec 4 gram. de bromure de potassium.

16 février. La bougie a été bien supportée. Le malade a eu quelques érections faibles. — Même traitement. Pas de fièvre.

17. Nuit bonne. Le soir, la bougie est enlevée, à cause d'un léger frisson survenu dans l'après-midi ; d'ailleurs elle agace le malade. — Potion avec 2 centigr. de chlorhydrate de morphine et 1 gram. de chloral.

18. Le malade va bien. Le n° 9 de Charrière passe sans difficulté dans le rétrécissement postérieur, mais la valvule de Guérin est très difficile à éviter. La bougie est laissée cinq minutes dans le canal. — Dans la journée, mictions très fréquentes, douloureuses, avec un peu de sang à la fin. Le soir à 4 h., léger frisson. T. du soir 39°,2.

19. Nuit assez bonne, malgré cinq mictions. Douleurs lombaires assez vives. T. du matin 38°,6. Les signes d'irritation du col persistent. Dix mictions dans la journée. Tisane d'*uva ursi* et lupulin. — 2 gram. de benzoate de soude ; lavement laxatif. T. du soir 39°,4. — Soif très vive, pas de frissons.

20. Même état qu'hier. T. du soir 39°,2.

21. La bougie n° 8 passe avec difficulté. Nous sommes en présence d'un rétrécissement irritable, intolérant. La fièvre, les signes de cystite du col persistant, M. Tédenat propose l'uréthrotomie interne.— T. du matin 38°,4 ; T. du soir 39°.

22. A 3 h. de l'après-midi, uréthrotomie interne sans anesthésie. La bougie conductrice passe facilement dans le rétrécissement ; le conducteur métallique passe à frottement dur. L'incision avec la grande lame se fait sans difficulté. Une sonde n° 17, percée aux deux extrémités, est introduite aisément et laissée à demeure. Il coule à peine quelques gouttes de sang. T. avant l'opération, 39°. A 9 h. du soir, bien qu'il eût été averti, le malade enlève la sonde. Deux mictions brûlantes pendant la nuit.

23. Nuit agitée. Ce matin, céphalalgie, soif un peu augmentée. T. 38°,1.— 2 gr. de benzoate de soude ; 0,50 de sulfate de quinine ; tisane de lupulin et *uva ursi* ; lait. Le soir à 4 h., violent frisson qui dure demi-heure. Chaleur ardente ; sueurs profuses. T. 40°,5 ; P. 120.— Thé au rhum. Cruchons d'eau chaude aux pieds et aux flancs ; édredon.

24. Soif vive ; mictions fréquentes, mais très peu douloureuses. Urine peu abondante, colorée.—Même traitement. T. du matin 38°,6 ; T. du soir 39°.

25. Nuit assez bonne ; à part un peu de céphalalgie, le malade se sent à peu près bien. L'urine est plus abondante, moins colorée. Quatre mictions dans la journée. T. du matin 37°,4 ; T. du soir 38°,1. — Même traitement.

26. Nuit bonne. — Purgatif salin ce matin. Selles abondantes, journée bonne. T. du matin 37°,6 ; T. du soir 38°,1.

27. Nuit bonne. Le malade se trouve très bien; pas de fièvre; urine claire, abondante; quatre mictions.

1er mars. Introduction des bougies Béniqué, nos 15, 16, 17. Journée bonne.— Le malade a bu un litre de lait ; tisane lupulin et *uva ursi* ; 1 gramme de benzoate de soude. Apyrexie complète.

2. Le mieux continue.

3. Le mieux continue.

4. État général et local excellent.—Introduction des bougies Béniqué, nos 17, 18, 19, 20.

7. Le malade s'est levé hier. Il urine facilement, sans douleur, quatre ou cinq fois dans les 24 heures.— Ce matin, introduction des nos 19, 20, 21, 22 de Béniqué.

10. Le malade va très bien : les douleurs lombaires ont disparu; l'appétit est satisfaisant.—Lait, œufs. M. Tédenat passe les nos 21, 22, 23 de Béniqué sans douleur ni hémorrhagie.

14. Les bougies métalliques 22, 23, 24, passent sans difficulté. Le malade va beaucoup mieux qu'avant le commencement du traitement. Aucune douleur, appétit bon, pas de fièvre ; urine très claire.

18. La bougie 26 de la filière Charrière passe sans difficulté.

Le malade fut revu aux mois d'avril et de juillet par M. Tédenat. Sa santé est excellente; il digère bien, n'éprouve plus de douleurs dans les articulations et peut faire de longues marches sans se fatiguer. Il introduit tous les dix jours une bougie en gomme du n° 25 de la filière de Charrière.

OBSERVATION XXIII [1].

Rétention d'urine incomplète et symptômes de rétrécissement intestinal consécutifs à un rétrécissement du méat.

« Homme de 43 ans : deux blennorrhagies antérieures et anciennes. Depuis six ans, miction fréquente et jet petit. De décembre 1875 à avril 1876, traitement par la dilatation pour un rétrécissement de l'urèthre. Entré à l'hôpital le 11 juillet 1876. Miction douloureuse et ne se faisant qu'avec efforts. Défécation difficile ; matière

[1] Berkeley Hill ; *The Lancet*, vol. I, pag. 161, année 1878.

d'aspect rubané. L'exploration de l'urèthre montre que le canal est libre, sauf au niveau du méat, qui n'accepte que l'explorateur n° 22 (sic) de la filière française. Bas-fond de la vessie distendu et saillant du côté de l'intestin, qui n'est d'ailleurs ni induré ni rétréci. Matité de la région sus-pubienne.

» On incise le méat, on vide la vessie par un cathétérisme évacuateur (environ 1 litre d'urine) ; on purge le malade. Guérison complète du côté de l'intestin et des voies urinaires.

§ 11. — Si l'atrésie du méat suffit pour donner naissance à tous les troubles que nous avons essayé de décrire, elle est plus efficace encore pour aggraver les désordres existants et les faire passer à l'état chronique. Furneaux-Jordan, Tédenat, l'affirment, et nous avons vu bon nombre de blennorrhagies qui résistaient à tous les traitements pendant plusieurs mois, pendant plusieurs années, guérir rapidement après la section du méat.

OBSERVATION XXIV (personnelle).

F..., étudiant à Montpellier, souffre depuis quatre ans d'une blennorrhagie chronique. Le moindre excès suffit pour donner lieu à un écoulement très abondant qui ne disparaît jamais complètement. Au demeurant, excellente santé; pas d'autre antécédent. Le gland est conique, petit ; le prépuce, qui recouvre le gland en entier, n'est cependant pas étroit. A la place du méat, se voit un trou borgne de 1 centim. de profondeur environ. Au-dessous du gland et juste en avant du frein, se trouve le véritable orifice uréthral, étroit, rouge, enflammé, avec une énorme végétation sur ses bords. Le malade urine verticalement. Il a des besoins d'uriner très fréquents, des douleurs localisées spécialement dans le gland ; elles sont quelquefois très fortes. L'éjaculation n'a lieu qu'en bavant. F... paraît très ennuyé de son état. Au mois d'août, nous l'opérons avec M. Tédenat, qui incisa la lame de tissu spongieux existant entre les deux orifices, dont il ne fit qu'un. Sonde à demeure. Le surlendemain, le malade partait pour les vacances. Nous l'avons revu depuis : la végétation a disparu spontanément. Il n'a plus du tout de goutte militaire. Il urine beaucoup moins souvent, et le jet est horizontal ; l'éjaculation se fait aussi normalement. Il ne lui reste qu'un peu de cystite qui disparaîtra petit à petit[1].

§ 12. — On voit tous les jours, dans les hôpitaux, inciser des méats pour permettre le passage des graviers. Dans certains cas de malformation

[1] Furneaux-Jordan a vu plusieurs cas de cystite disparaître ainsi.

de cet orifice, ces corps peuvent séjourner dans le canal et produire des troubles divers.

Épispadias. — Méat rétréci. — Treize calculs. — Opération. — Guérison par Santaolaria.

« Un homme de 66 ans avait depuis l'âge de 6 ans, à la suite d'une affection pustuleuse, un épispadias. — L'orifice normal ne donnait passage à l'urine que goutte à goutte et le méat était complètement oblitéré. — Des symptómes de strangurie le forçant de recourir à une opération, on fendit l'urètre, et l'on trouva dans le cul-de-sac existant entre l'épispadias et le méat oblitéré, dans la fosse naviculaire, trois calculs blanchâtres. On en fit l'extraction avec une pince ; mais il fallut ensuite, à plusieurs reprises successives, inciser la portion spongieuse de l'urèthre pour en retirer dix autres calculs de différents volumes.

La liberté de l'excrétion urinaire étant ainsi recouvrée, on s'occupa de rétablir la continuité naturelle du canal, ce qui s'obtint en y laissant une sonde à demeure et en unissant les bords de l'urèthre incisé au moyen de points de suture.

§ 13. — On comprend enfin que l'atrésie du méat prédispose aux rétrécissements de l'urèthre. Cette irritation continuelle de la fosse naviculaire que nous avons signalée, et qui peut s'étendre et se localiser dans la portion pénienne et surtout en avant du bulbe, suffit du reste pour l'expliquer. Presque tous les rétrécissements que nous avons observés depuis deux ans coïncidaient avec une atrésie du méat. Depuis 1876, M. Tédenat a noté avec soin le calibre du méat chez tous les rétrécis soumis à son observation : sur cent quinze rétrécissements consécutifs à une ou plusieurs uréthrites, il a constaté quatre-vingt-six fois des rétrécissements du méat variant du 17 au 8 de la filière Charrière.

§ 14. — L'étroitesse congénitale ou acquise du méat contribue donc souvent à la formation des rétrécissements organiques de l'urèthre. Ce mode d'action découle trop logiquement de tout ce que nous avons dit jusqu'ici, pour qu'il soit bien nécessaire d'insister à ce sujet. Mais ces rétrécisse-

[1] *El Héraldo medico*, 28 août 1854, pag. 246.

7

ments, coïncidant avec une étroitesse du méat, offrent des caractères particuliers qu'il est bon de signaler. Parmi tous les rétrécissements dits infranchissables que nous avons pu observer, nous n'en avons *pas vu un seul* qui ne fût lié à une étroitesse du méat. Ce fait nous avait déjà frappé pendant notre stage à Saint-Éloi, et aujourd'hui notre conviction n'a fait que s'affirmer.

Il est vrai qu'une des causes qui rend souvent ces rétrécissements infranchissables est leur irritabilité extrême. Un autre caractère de ces strictures est leur résistance à toute espèce de traitement, tant qu'on ne supprime pas la cause ; si l'on débride le méat, la guérison ne tarde pas à se montrer.

L'observation suivante, prise par M. Tédenat et par nous sur un malade de Montpellier, prouve la grande irritabilité de ces rétrécissements.

OBSERVATION XXVI (personnelle).

Rétrécissement irritable et rebelle de la portion spongieuse. — Guérison rapide par débridement du méat rétréci.

Alexandre M., âgé de 31 ans, employé de commerce, demeurant à Montpellier. Tempérament lymphatico-sanguin, constitution forte, excellente santé habituelle.

A l'âge de 24 ans, blennorrhagie qui dura six mois malgré un traitement très méthodique. A l'âge de 29 ans, nouvelle uréthrite qui dure encore sous forme d'une goutte muco-purulente (juin 1882). Le malade urine une fois par heure avec effort. Le méat, rouge, étroit, laisse passer le 12 de Charrière ; la bougie est arrêtée par un rétrécissement vrai de la fin de la portion spongieuse. Ce rétrécissement saigne facilement et est très irritable : tel jour le n° 18 passe ; deux ou trois jours après, le 8 ou 10 ne passera pas. Trois instillations profondes de nitrate d'argent (1/40) ne calmant pas cette irritabilité qui rend la dilatation progressive inefficace, malgré toutes les précautions hygiéniques et thérapeutiques qui l'accompagnent, le méat est incisé le 10 juillet par M. Tédenat.

12. La sonde n° 18 passait.

25. Après cinq séances, le 26 de Charrière passait sans douleur ni hémorrhagie.

VI.

Tous ces faits démontrent la nécessité d'agrandir le méat quand il est rétréci.

Le traitement adopté dans ces cas est une incision pratiquée avec un bistouri caché et dirigé en bas vers le frein. On peut aussi la faire avec des ciseaux. L'opération a été couronnée de succès dans tous les cas, qui sont nombreux. « Le succès n'est pas toujours rapide, surtout dans les cas de cystites anciennes, mais la maladie cède tôt ou tard. » (F.-Jordan.)

Nous ne décrirons pas ici l'instrument de Civiale pour le débridement du méat : peu importe l'instrument dont on se sert en pareil cas ; nous nous bornerons à dire qu'il faut mettre un bout de sonde à demeure à l'orifice du canal ; quelquefois même il est nécessaire d'unir les lèvres de la plaie au moyen de quelques points de suture, comme le prouve l'observation suivante.

OBSERVATION XXVII[1].

Hypospadias balanique avec atrésie du méat. — Poche uréthrale urinaire. — Opération. — Guérison.

« Il s'agit, dit Reliquet, d'un enfant de 5 ans, maigre, chétif, petit ; il portait à peine 3 ans. Il avait un hypospadias balanique avec un orifice, pour méat, qui recevait à peine un stylet de trousse. Quand il urinait, l'urèthre très dilaté se gonflait, arrivait au volume d'un petit œuf de poule. Pendant les efforts de la miction, l'urine sortait par un petit jet très raide et dirigé latéralement ; après la miction, le jet s'affaiblissait peu à peu et la poche uréthrale arrivait à se vider goutte à goutte. La vessie contenait constamment de l'urine, même après la miction, ce qui était facile à constater. La mère dit que l'enfant demande très souvent à uriner ; de plus, il est triste, se plaint toujours. Le débridement fut fait par une simple incision longitudinale ; l'urine sortit par un gros jet. Le volume de la vessie, après chaque miction, diminua de plus en plus ; l'état de malaise général de l'enfant cessa bientôt ; mais la poche uréthrale, à parois si flasques, se dilatait encore à chaque miction, et après, l'urine s'écoulait, en bavant, par l'ouverture élargie. Le lendemain de l'opération, l'infiltration d'urine se produisit, elle envahit bientôt le scrotum. On fit de larges

[1] Reliquet ; ouvrage cité.

ouvertures qui arrêtèrent l'accident, et le petit malade guérit.—Le cours de l'urine
bien rétabli, l'enfant se développa très vite.

Évidemment, ici, l'infiltration s'est faite grâce à l'écoulement continu de
l'urine après la miction et à la nature de la paroi uréthrale. Pour l'éviter,
il suffira pendant deux à trois jours de maintenir rapprochées, avec des
serres-fines, les lèvres de la plaie, les lèvres muqueuse et cutanée en contact.

Nous lisons dans le *Bulletin de Thérapeutique*, année 1855, vol. XLIX,
pag. 333, un procédé opératoire très ingénieux pour empêcher la coarctation de l'urèthre après l'incision de cet orifice, dû à M. Ricord et perfectionné par M. Weber (de Bonn).

« On tailla sur la partie postérieure du gland un lambeau triangulaire
de trois quarts de pouce de longueur, en faisant avec des ciseaux deux
incisions divergentes ayant pour point de départ commun l'orifice rétréci
de l'urèthre. Ce lambeau fut alors dénudé de son épiderme, replié sur sa
base en dehors, de manière à rendre externe la muqueuse, et fixé dans
cette position par trois points de suture, probablement après avoir enlevé
l'épiderme de la face correspondante à la verge, sur laquelle le lambeau
fut replié. Pour empêcher les bords des plaies latérales de se réunir à
son sommet, la muqueuse avait été renversée vers la peau extérieure et
réunie à elle par un point de suture de chaque côté. La cicatrisation fut
obtenue en majeure partie par première intention. Aucune sonde ne fut
introduite pour empêcher le contact de l'urine avec la plaie, mais on mit
en usage un procédé fort simple, mais ingénieux : pour uriner, le malade
trempa sa verge dans un vase rempli d'eau; de cette façon, l'urine était
trop étendue pour être irritante. »

CONCLUSIONS.

I. L'étroitesse du méat urinaire est plus fréquente qu'on ne le croit
communément; il y a étroitesse toutes les fois que l'urine est gênée dans
sa sortie, ce qui arrive lorsque la valvule commissurale inférieure a une
hauteur de plus de 3 millim.

II. Cet état prédispose aux maladies qui peuvent affecter le canal ; cause la plupart des blennorrhagies rebelles et des rétrécissements organiques, qui révêtent un caractère marqué d'irritabilité et de résistance.

III. On remarque, à la suite de l'atrésie du méat, des lésions et des troubles analogues à ceux qu'on observe dans les rétrécissements organiques :

1° Uréthrites et leurs conséquences : abcès, fistules, etc. ;

2° Cystites ;

3° Prostatites ;

4° Épidydimites, etc., etc. ;

5° Des troubles réflexes locaux, tels que : rétrécissements spasmodiques, douleurs, besoins d'uriner ; on peut ainsi être induit en erreur et croire à la présence d'un rétrécissement, de la pierre, etc. ;

6° Des troubles réflexes généraux, tels que : dyspepsies, coliques, paralysies, contractures, qui égarent aussi le diagnostic.

IV. Les rétrécissements congénitaux et même acquis de l'orifice uréthral peuvent ne s'accompagner, pendant longtemps, d'aucun trouble appréciable. Ils surviennent alors sous l'influence de l'âge (puberté), d'états constitutionnels divers (dyspepsie, goutte, etc.) et des maladies qui augmentent l'acidité de l'urine.

V. Le mode opératoire est très facile et toujours sans danger, à moins de complications qui peuvent se rencontrer du reste dans les opérations les plus simples.

FIN.

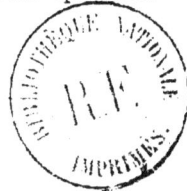